Gymnastiek voor

beginners

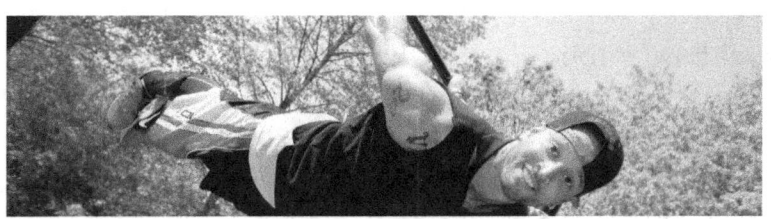

A Beginner's Guide to

Lichaamsgewicht Training

Dit document is gericht op het verstrekken van nauwkeurige en betrouwbare informatie met betrekking tot het onderwerp en de afgifte van een overdekt. De publicatie wordt verkocht met het idee dat de uitgever niet verplicht is om de boekhouding te maken, officieel is toegestaan, of anderszins, gekwalificeerde diensten. Indien advies nodig, juridische of professioneel is, moet een geoefend persoon in het vak worden besteld.

- Uit een beginselverklaring, die door een comité van de American Bar Association en een Comité van uitgevers en verenigingen werd aanvaard en even goedgekeurd.

De verstrekte informatie wordt vermeld eerlijk en consequent te zijn, in die elke aansprakelijkheid, in termen van onoplettendheid of op andere wijze, door het gebruik of misbruik van het beleid, processen, of aanwijzingen bevat binnen is de eenzame en uiterste verantwoordelijkheid van de ontvanger lezer. In geen geval zal enige juridische verantwoordelijkheid of schuld worden gehouden tegen de uitgever voor een reparatie, schade of financieel verlies als gevolg van

Wacht! Voordat u verder ....

Zou jij willen

graag toegang tot <u>GRATIS</u>

<u>Kindleboeken hebben?</u>

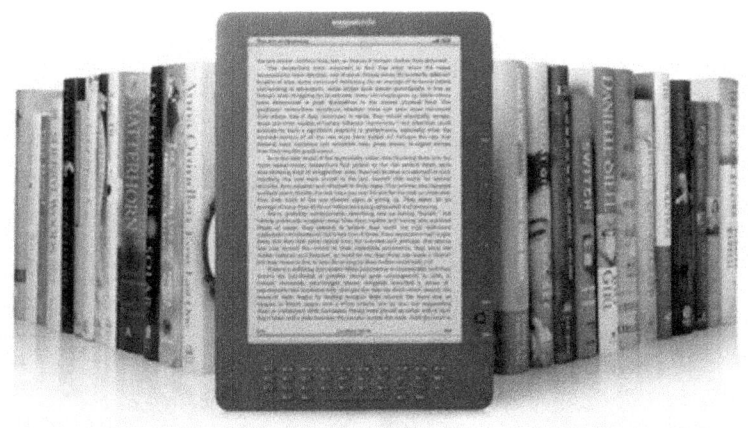

Als je antwoord ja, dan
<u>KLIK HIER</u>
Er is een **gratis bonus** aan het
eind van het boek!

Ga naar het einde van het boek
aan de 10% korting te krijgen
en om me je afbeelding.

inhoudsopgave

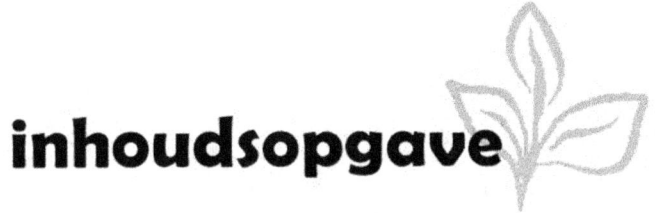

UPPER lichaamsoefeningen

CORE EXERCISES

LOWER BODY Gymnastiek

FULL BODY Gymnastiek

HOOFDSTUK 5: suppletie voor de algehele gezondheid en fitness

Invoering

Ik wil u bedanken en feliciteren u voor het downloaden van het boek, *"Gymnastiek voor beginners"*.

Vasthouden aan de instructies in dit boek en krijgen de goed gestemde, stevige lichaam dat je altijd hebt gewenst. De uiterst nuttig workouts in deze gids zal helpen bij het bereiken van uw fitness doelen.

Nogmaals bedankt voor het downloaden van dit boek. Ik hoop dat je ervan geniet!

Hoofdstuk 1

Wat is calisthenic

Training?

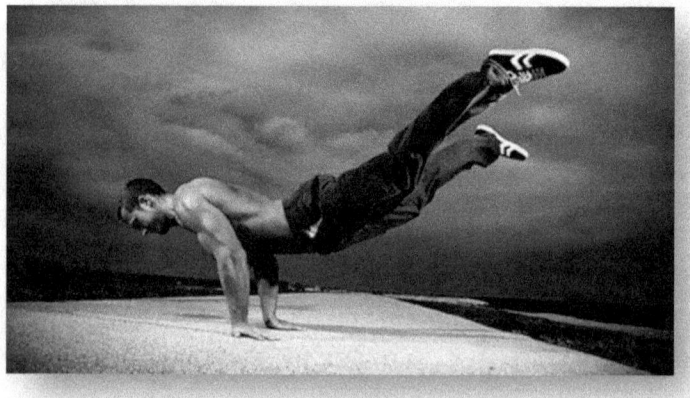

Een reeks van het lichaamsgewicht lichte oefeningen

uitgevoerd om de algemene conditie en

psychomotorische vaardigheden te bereiken.

Tegenwoordig worden gymnastiek algemeen uitgevoerd als een straat training om goed gedefinieerde en sterkere spieren op te bouwen via verschillende lichaamsgewicht oefeningen.

Door middel van gymnastiek oefeningen, kunt u uw lenigheid, coördinatie, aërobe capaciteit te verbeteren en de balans van meer dan een Olympische atleet. In gymnastiek, kunt u duwen, trekken, buigen of slinger je lichaam in verschillende richtingen met behulp van uw lichaamsgewicht voor de weerstand tegen deze bewegingen intenser en efficiënter te maken.

Basisvoorwaarden voor

Gymnastiek

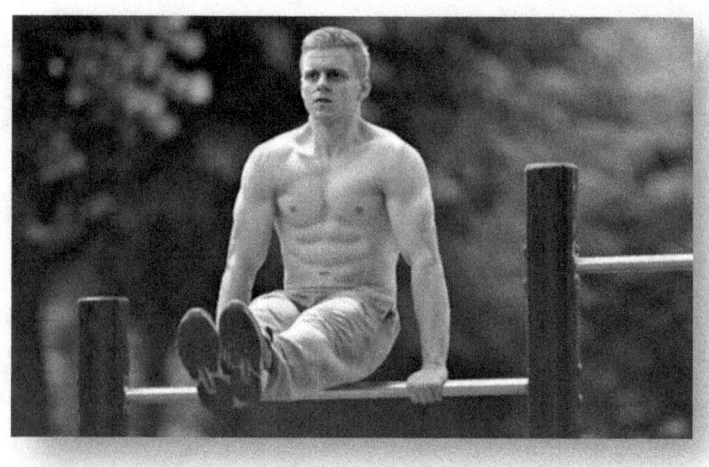

Gymnastiek is niet zo eenvoudig lijkt het alsof; Het omvat een verscheidenheid van lichaamsgewicht oefeningen die zonder voldoende spierkracht, rompstabiliteit en sterkte kan worden uitgevoerd.

Hier zijn een aantal basisbehoeften voor gymnastiek;

• Een goede warming-up voor een betere gezamenlijke activering

• Meer dan voldoende body flexibiliteit en kracht

• Agility, evenwicht en coördinatie

• Core stabiliteit en sterkte

In sport en spel, kracht en flexibiliteit van uw lichaam spelen een belangrijke rol in het verbeteren van uw bewegingen en uw conditie. Als u omvangrijk, sterk lichaam spieren, zonder de sterke en stabiele kern, dan kun je niet meerdere callisthenic bewegingen die een tussenliggende beoefenaar van gymnastiek kan uitvoeren met gemak uit te voeren. Gymnastiek vereist grote lichaam kracht, samen met de stabiele en sterke kern.

Hoofdstuk 2

Belang van Warmup en flexibiliteit in Calisthenics

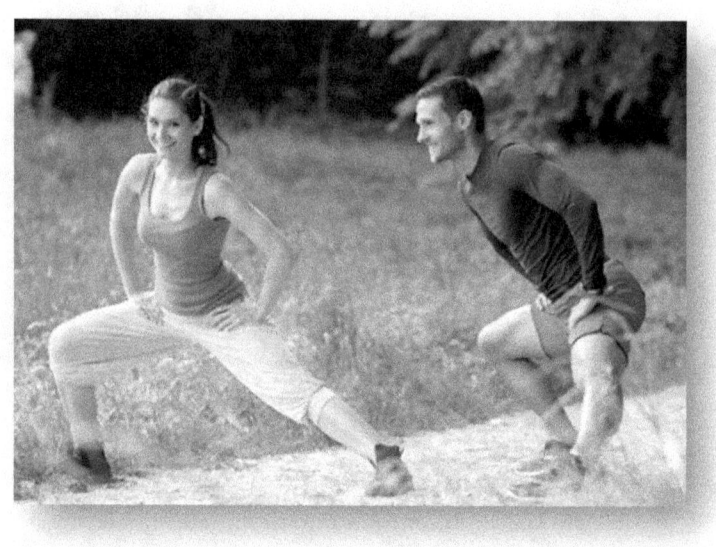

Belang van Warm-up

Warm-up bereidt niet alleen ons lichaam spieren en geest voor verschillende fysieke activiteiten, maar verbetert ook het bereik van de beweging van de spieren die betrokken zijn. Een goede warming-up minimaliseert sportblessures, verbetert de doorbloeding, verhoogt de lichaamstemperatuur, bevordert de opwekking van energie-systeem in ons lichaam en verbetert de fysieke prestaties. Het is medisch bewezen dat een passend opwarmen verbetert de productie van hormonen die nodig ons lichaam te stimuleren om voldoende energie op te wekken.

8 tot 10 minuten warming-up is een voldoende warm-up die je lichaam voor intensieve oefeningen en moeilijke houdingen met gemak bereidt door het activeren van onze gewrichten en spieren betrokken. Doe een goede warming-up en voeg wat rekoefeningen het doeltreffender te maken, want het opwarmen van je lichaam betekent om bloedvaten die het verminderen van stress op het hart door het verminderen van de weerstand uit te breiden.

Belang van Body

Flexibiliteit

Flexibiliteit oefeningen niet alleen houden onze gewrichten actief, maar ook het verbeteren van het bereik van de beweging van ons lichaam de spieren die betrokken zijn bij deze oefeningen. Flexibiliteit oefeningen kunnen we verschillende moeilijke beweegt met gemak en comfort uit te voeren door het verbeteren van de prestaties van ons lichaam. Want echt perfect gymnastiek, flexibiliteit speelt een belangrijke rol. In de weg van perfectie en de progressie, flexibiliteit is het pad en de kracht is het vermogen om op te lopen naar uw bestemming (perfect calisthenic moves) te bereiken. Dynamische

en statische rekoefeningen na de warm-up en

trainingen houden u flexibel en sterk ook.

Hoofdstuk 3

Voordelen van Gymnastiek

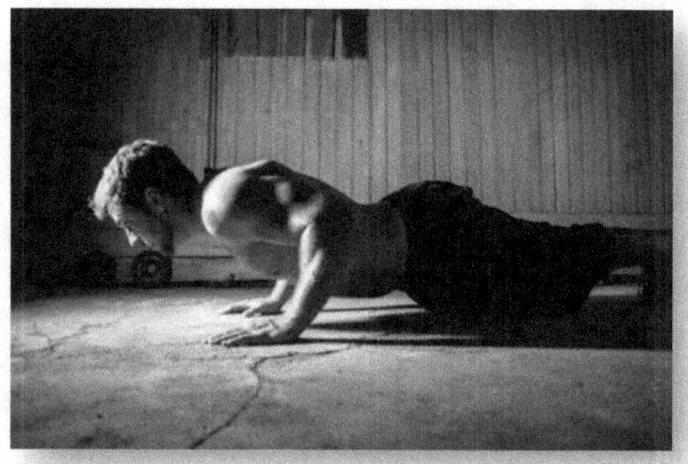

Alle soorten van het lichaamsgewicht training

houden onze spieren en gewrichten actief en krachtig.

Er is geen twijfel dat het lichaamsgewicht training een

essentieel onderdeel van bodybuilding en andere

sporten is geweest. Tegenwoordig worden calisthenic workouts het zijn als door de meerderheid van de fitness-liefhebbers of bewuste. Hier zijn enkele voordelen van het lichaamsgewicht opleiding;

- ♥ Omdat het een fysiologische activiteit, lichaamsgewicht training verbetert onze cardiovasculaire gezondheid, versterkt de botten, de gezondheid bevorderen spieren en het vergroten van de stofwisseling en

- ♥ Sinds lichaamsgewicht oefeningen of gymnastiek richten op meerdere spieren, daarom deze oefeningen verbrandt extra calorieën en helpen ons lichaam bij het verliezen onnodig gewicht

- ♥ Alle lichaamsgewicht oefeningen vormen ons lichaam en helpen bij de ontwikkeling van mooie en sterke spieren voor het leven

- ♥ Een van de meest opvallende voordelen is dat calisthenics geen materiaal nodig als in gewicht opleiding

- ♥ Er zijn verschillende gymnastiek die kunnen worden beoefend thuis of waar u wat vrije tijd te vinden

- ♥ Omdat het een natuurlijke oefening, gymnastiek verbeteren van bot- en spiermassa dramatisch

- ♥ Een matige beoefenaar van de gymnastiek hebben meer sterke en stabiele kern is dan een krachttraining practitioner

- ♥ door middel van passende gymnastiek, kun je veel kracht en uithoudingsvermogen op te bouwen zonder verlies van flexibiliteit. Verschillende calisthenic oefeningen bestaan uit dynamische en statische rekoefeningen dat het bereik van de beweging van de spieren die

betrokken zijn te verbeteren

♥ Ik heb een vreemde waarheid over gymnastiek

ontdekt en dat is "gymnastiek ontwikkelen

creativiteit in je tijdens het uitvoeren van

verschillende calisthenic oefeninge

Hoofdstuk 4

gymnastiek Oefeningen

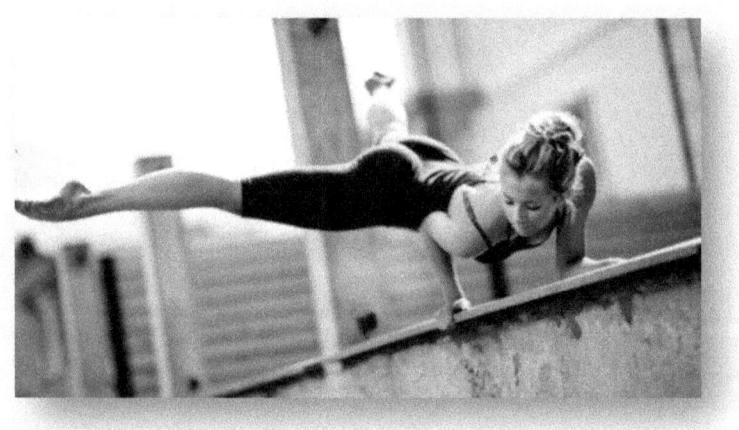

In dit hoofdstuk worden volgende oefeningen

worden genoemd:

   1. Brede overhandigd Pushups *

   2. Standaard pushups *

   3. Helling pushups *

4. Triangle of diamant pushups *

5. Standard Pull-ups *

6. Borst high pull-ups *

7. Clap pull-ups *

8. Typewriter pull-ups *

9. "L" sit pull-ups *

10. Chin-ups *

11. Burpees *

12. Lunges *

13. Walking lunges *

14. Crunches *

15. Kriskras crunches *

16. Side teen te raken *

17. Side-to-side *

18. Sit-ups *

19. Standard Plank houden *

20. Side plank hold *

21. Terug been raise plank hold *

22. Jumping Jack of stride springt *

23. Inverted "L" hold Toe raakt *

24. Squats *

25. Explosieve kraakpanden *

26. Een been squat of bullet squat *

27. Helling been greep *

28. Crocodile raise *

29. "L" hold *

30. "V" hold *

31. "L" sit raise *

32. Volledige lengte side raise *

33. Knie draaien op high bar *

34. Ruitenwissers

35. Bar dips *

36. Kalf raise *

37. High bar swing *

38. Muur handstand *

39. Gemodificeerde handstand pushups *

40. Muur handstand pushups *

41. Muscle ups op bar *

42. Bridge hold *

43. Bridge pushups *

44. "L" hold bar dips *

45. Kikker springen *

46. Bench krokodil raise *

47. Side leg raise *

48. Voorpoot raise *

49. Terug been raise *

50. Dragon vlag *

Upper Body Oefeningen

Standard push ups

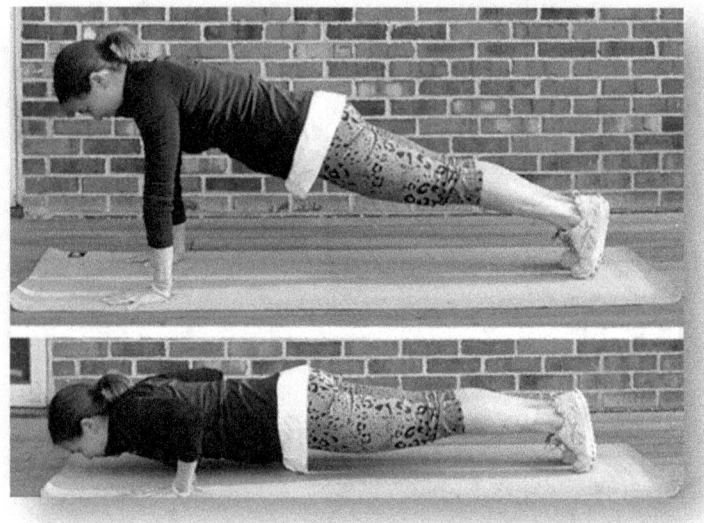

Pushups is een effectieve lichaamsgewicht training die u kunt uitvoeren op verschillende manieren targeten verschillende spieren. Standaard pushups in de eerste plaats richten op uw borst en armspieren en in tweede instantie richt op de kern spieren.

instructies:

* Begin met het houden standaard plank positie door het ondersteunen van je hele lichaam gewicht op je tenen en je armen (recht)

* Laat je bovenlichaam naar de grond raken en dan terug te gaan naar de beginpositie

* Herhaal deze oefeningen 10 tot 15 keer om een set te voltooien

Wide Handed Push Ups

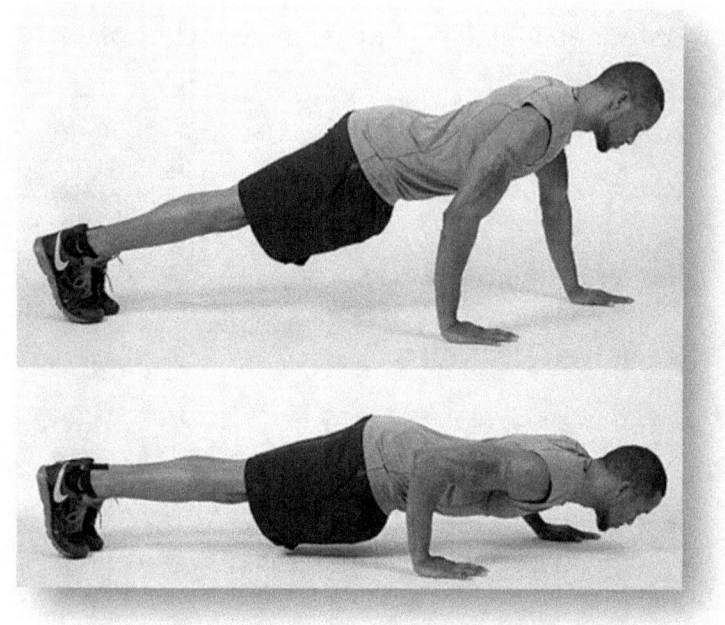

Variaties in pushups richt zich niet alleen

verschillende bovenlichaam spieren, maar ook maakt

je training effectief. Wide handed push-ups in de

eerste plaats gericht op uw borstspieren. Wide

handed pushups verbeteren van uw spieren stabiliteit
en sterkte.

instructies:

* Houd standaard plank positie met je handen wijder
open dan je schouderbreedte

* Steun uw hele lichaam met je handen en tenen
terwijl je je rug recht

* Nu, beweeg je bovenlichaam in neerwaartse richting
en na het bereiken van de buurt van de vloer, ga terug
naar de beginpositie door rechttrekken je handen

* Herhaal dit 10 tot 15 rep als je een beginner bent of
doe zo veel herhalingen als je kunt doen met gemak
als u een gevorderde beoefenaar

Incline Pushups

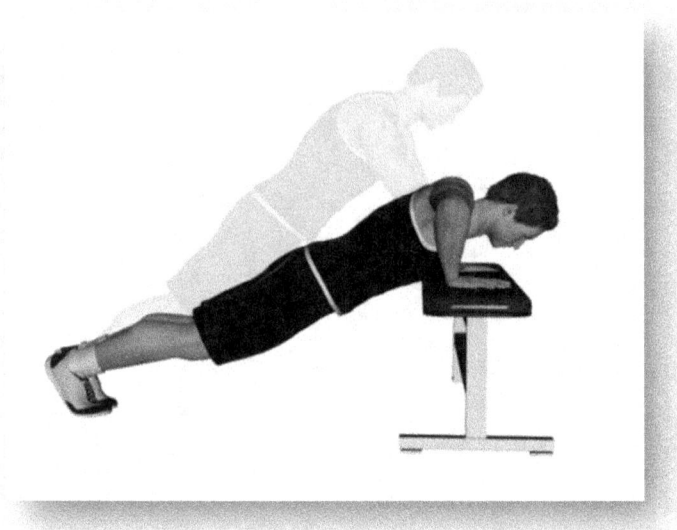

instructies:

Helling push-ups bieden u meer steun om deze

oefening met gemak en comfort uit te voeren. Helling

pushups zijn eenvoudig uit te voeren wanneer u rust

je handen op een hoge plaats tijdens het rusten je

voeten op een benedenverdieping en zijn meer

uitdagend als je rust je handen op een

benedenverdieping terwijl rust je voeten op een hoger

gelegen op een helling te maken.

Diamond Pushups

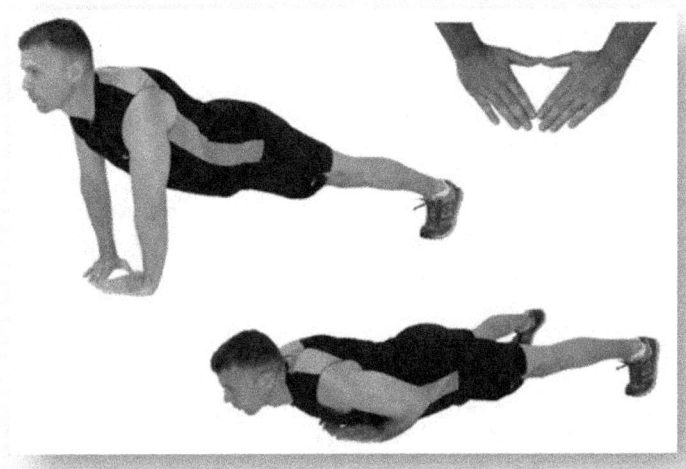

Diamond push-ups is meer uitdagende oefening die

in de eerste plaats richt op triceps en vereist grote

gespierde stabiliteit en uithoudingsvermogen.

instructies:

* Begin met het houden standaard plank positie met je armen recht en je handen in een driehoek of diamantvorm (join duimen en wijsvingers van beide handen om een diamant te maken)

* Nu, beweeg je bovenlichaam naar beneden, terwijl het buigen van je ellebogen in zijdelings, en dan terug te gaan naar de beginpositie

* Herhaal dit 10 tot 15 herhalingen telkens

* Doe ten minste 3 sets

Standard Pull-ups

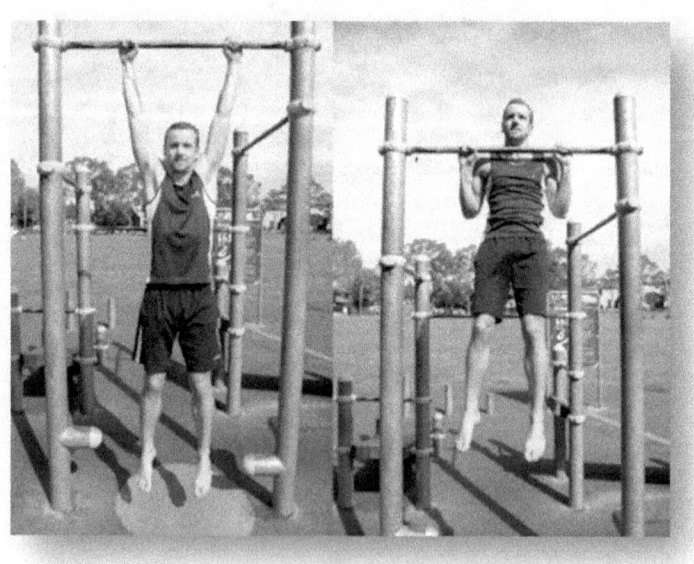

Pull-ups is een voorschot vorm van gymnastiek of lichaam gewicht opleiding die meer dan voldoende praktijk vereist. Pull-ups wordt uitgevoerd met behulp van een hoge bar. Pull-ups richt zich in armen, borst, schouder spieren en latissimus dorsi.

Instructies:

* Het begrijpen van een middelbare bar (1-2 voet hoog boven je hoofd) met uw beide handen iets breder dan de schouderbreedte van je

* Uw handpalm moet tegenover je gezicht

* Buig je knieën en uw schenen doorkruisen

* Nu, til je lichaam te raken je sleutelbeen botten (bot tussen de schouderblad en borstbeen) aan de balk en vervolgens terug naar staren positie verplaatsen

* Herhaal zoveel herhalingen als je kunt, of volgens

uw fitness-niveau

* Herhaal 3 sets

Borst hoog Pull-ups

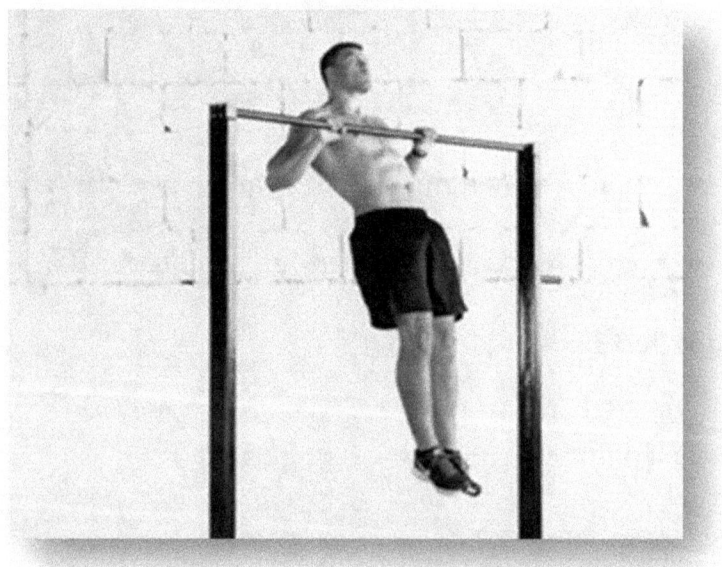

Borst hoog pull-ups zijn uitdagender dan standaard

pull-ups. Deze oefening oefenen meer stress op uw

borst, de armen en de lat spieren.

Instructies:

* Houd dezelfde positie van standaard pull-ups en

het einde van uw spieren van de borst aan de balk

aanraken

* 10-15 reps doen of volgens uw fitness-niveau in elk

* Complete 3 sets

Clap Pull-ups

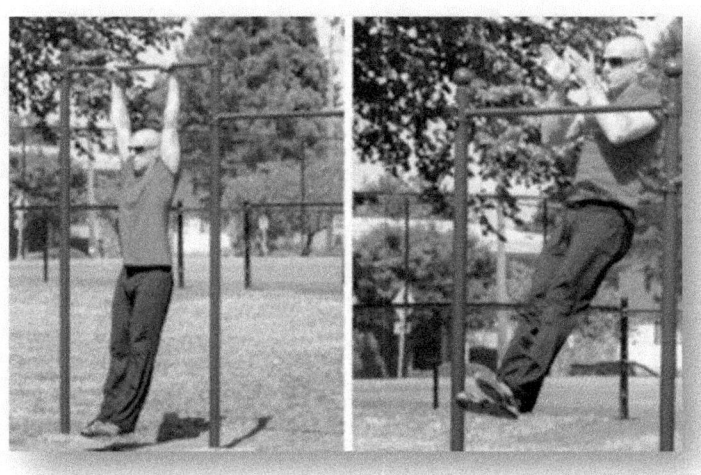

Clap pull-ups is de meer uitdagende oefening dan standaard en borst hoog pull-ups.

Instructies:

* Standaard pull-ups bezit

* Trek uw lichaam omhoog met al uw kracht, snel met uw beide handen te klappen terwijl omhoog en begrijpen van de bar opnieuw vóór het naar beneden

* Vermijd schokken en zwaaien terwijl uitvoeren clap pull-ups

* 8 tot 12 herhalingen doen of zo veel herhalingen zoals u annuleerteken met gemak

* Het vermijden van klappen pull-ups als je nek spanning, terug pijn, ernstige pijn en schouder spierpijn

Schrijfmachine Pull-ups of Archer Pull-ups

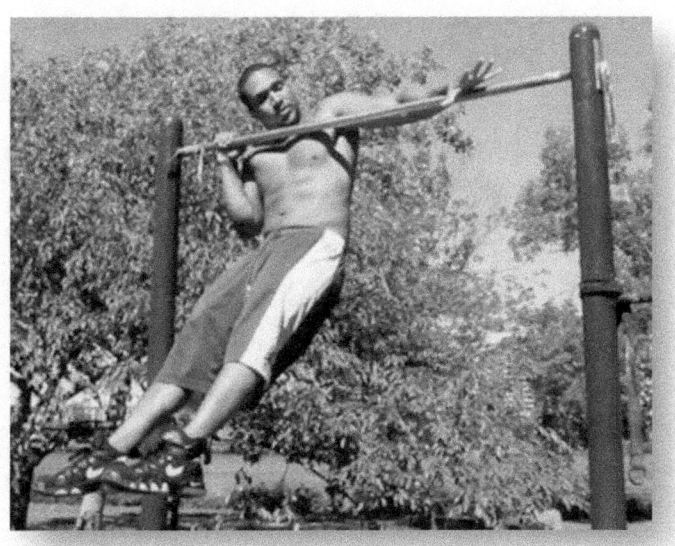

Schrijfmachine pull-ups is de meer uitdagende vorm van pull-ups in vergelijking tot standaard pull-ups, hoge pull-ups borst en klappen pull-ups.

Instructies:

* Houd pull-ups positie terwijl het grijpen van een hoge bar

* Trek je hele lichaam omhoog en iets raakt je borst naar de bar

* Nu stevig houdt de bar met uw rechterhand en schuif uw linker parallel aan de balk uit te breiden over de balk

* Doe hetzelfde voor de andere kant door de balk met uw linkerhand te houden en door te schuiven van je rechterhand

* Maximale reps in elke set doen

* Complete sets van drie of vier

"L" Sit Pull-ups

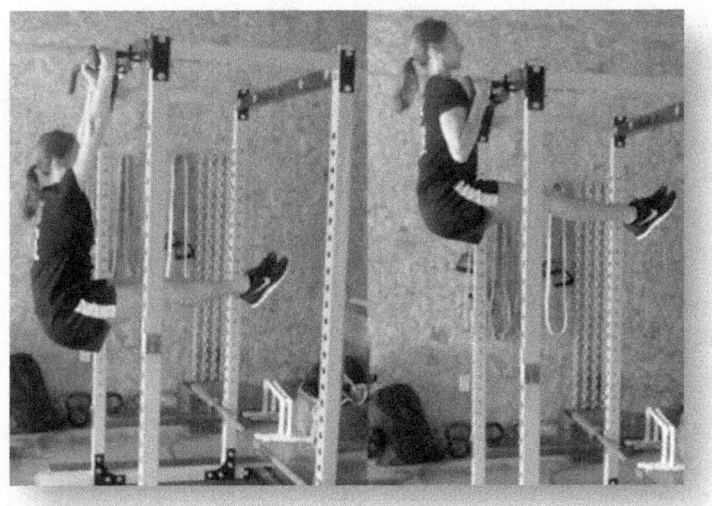

"L" sit pull-ups is de techniek van een voorschot van pull-ups die ook wordt gebruikt in de kin-ups. Deze geweldige oefening richt zich op meerdere bovenlichaam spieren met inbegrip van abdominale core spieren.

Instructies:

* Het begrijpen van een hoge bar met uw beide

handen schouderbreedte uit elkaar zoals in standaard

pull-ups

* Het verhogen van uw beide knieën zodat "L"

houden en doen de dezelfde pull-ups

* Doen zo veel herhalingen als je met gemak kunt

* Herhaal deze oefening in drie sets gescheiden door

10 tot 20 seconden herstel periodes

Spier omhoog

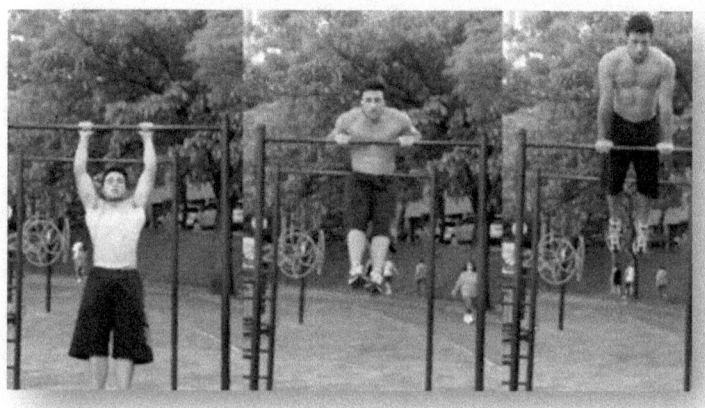

Musculus omhoog is een voorschot voor van pull-

ups.

Instructies:

* Het begrijpen van de hoge bar met je handen iets

breder dan de schouderbreedte van je

* Een standaard pull-up doen en je hele lichaam te

verhogen boven de bar als in dips door uw beide

armen strekken

* Zachtjes terug naar de uitgangspositie verplaatsen

* Zo veel reps als je kunt doen

* Als je een beginner bent, dan start deze oefening

door op te staan op de grond en beide voeten te

bereiken dips positie springen

Kin-ups

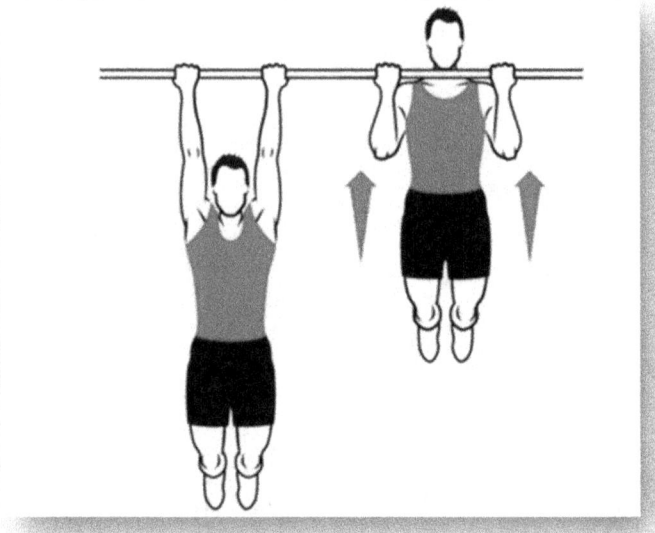

Kin-ups is een geweldige oefening die richt zich

biceps en subsidiair doelen borstspieren.

Instructies:

* Het begrijpen van een hoge bar met uw beide

handen met uw handen schouderbreedte uit elkaar of

minder breed zijn dan de schouderbreedte van je

* Houd uw handpalmen naar uw gezicht

* Trek je lichaam om je kin dichter naar de bar en

verplaats deze terug naar de uitgangspositie

* 10 tot 12 herhalingen of volgens uw

geschiktheidsniveau doen

Burpees

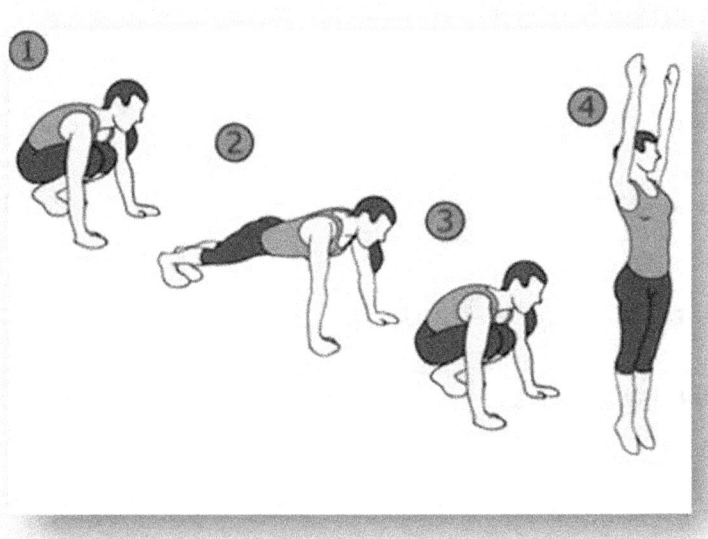

Een lichaam gewicht oefening en is bekend als sic

graaf lichaamstraining gewicht die alle

lichaamsspieren in ons extra calorieën, als u wilt

behouden van kracht en uithoudingsvermogen te

verbranden.

Instructies:

* Start door squat positie te houden door uw handen

door je lichaam rust

* Zitten op uw voeten door uw handen op de grond

voor je rust

Springen beide voeten terug naar pushup bezit en

doen een pushup

* Sprong die uw beide voeten terug naar uw handen

te houden terug squat positie opnieuw

* Springen vanaf squat positie terwijl het opheffen

van uw beide handen boven je hoofd

* 10 tot en met 12 reps doen of zo veel herhalingen als

je kunnen doen met gemak

Lunges

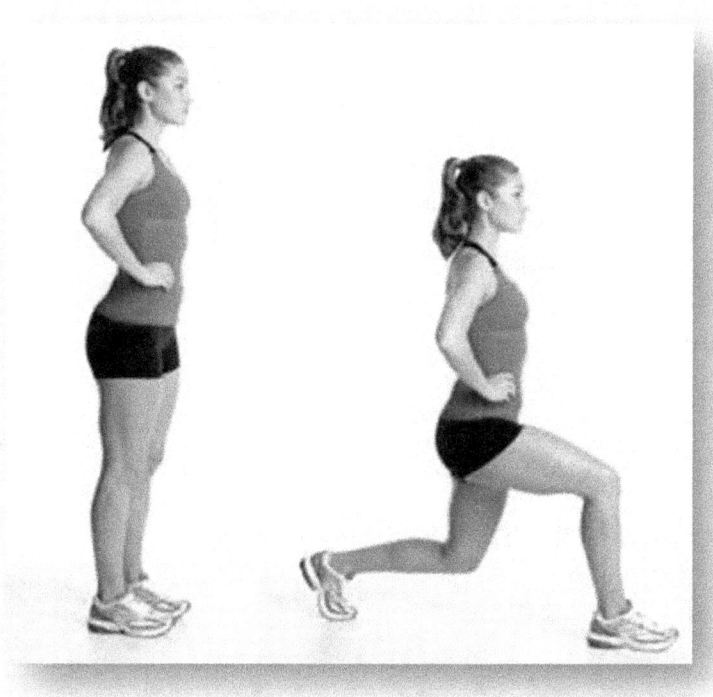

Lunges is een effectieve oefening die richt zich in lagere lichaamsspieren en subsidiair doelen abdominale core spieren.

Instructies:

* Staan direct met je één voet uit elkaar (van elkaar)

* Plaats uw handen op uw zijden (begin van botten van het bekken)

* Stap één voet vooruit terwijl het maken van de hoek van 90 graden tussen uw dij en kalf, en houden van het achterste been

* Probeer je rug been om recht te houden (optioneel of niet nodig), maar niet je achterste voet bewegen terwijl je één voet doorsturen

* Nu teruggaan naar de start positie en vervolgens

stap voorwaarts met je andere voet

* Het doen van 15 tot 20 herhalingen met elk been

* Herhaal dit drie keer

Wandelen Lunges

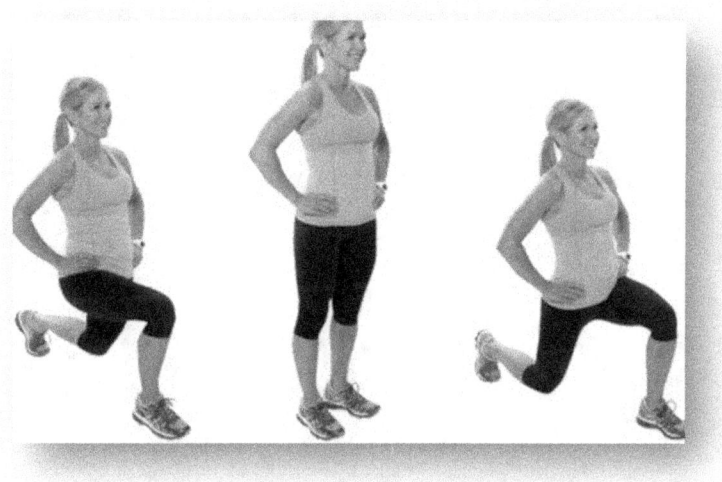

Wandelen lunges oefenen extra stress op de

spieren die betrokken zijn in deze oefening.

Instructies:

* Direct met uw voeten schouderbreedte uit elkaar staan

* Stap je rechter voet vooruit en houd vervolgens startpositie door te trekken van uw achterste been naar voren, in plaats daarvan terug gaan

* Herhaal stap voor stap uw linker voet vooruit en houden lopen in deze stijl voor 10 tot 20 stappen voor beide benen

Core gymnastiek

oefeningen

Crunches

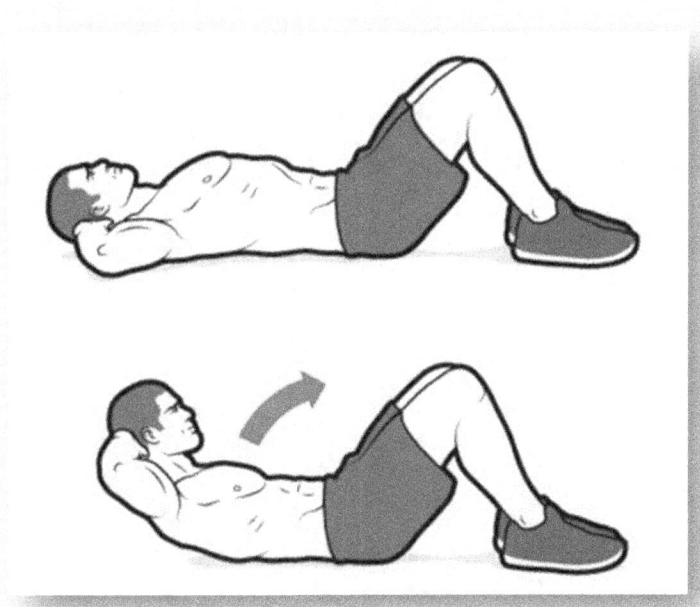

Crunches is een indrukwekkende oefening die zich voornamelijk richt op abdominale core spieren.

Instructies:

* Lei neer op je rug met je knieën gebogen en je voeten plat op de grond

* Stilhoudt boven uw beide handen achterkant van uw hoofd zonder interliniëring van je vingers om nekpijn te vermijden

* Verplaats je bovenlichaam naar je knieën zonder uw onderlichaam te verplaatsen en ga terug naar de uitgangspositie

* 15 tot 20 herhalingen doen of volgens uw fitness-niveau te voltooien een

* Complete 3 sets

Kris-kras Crunches

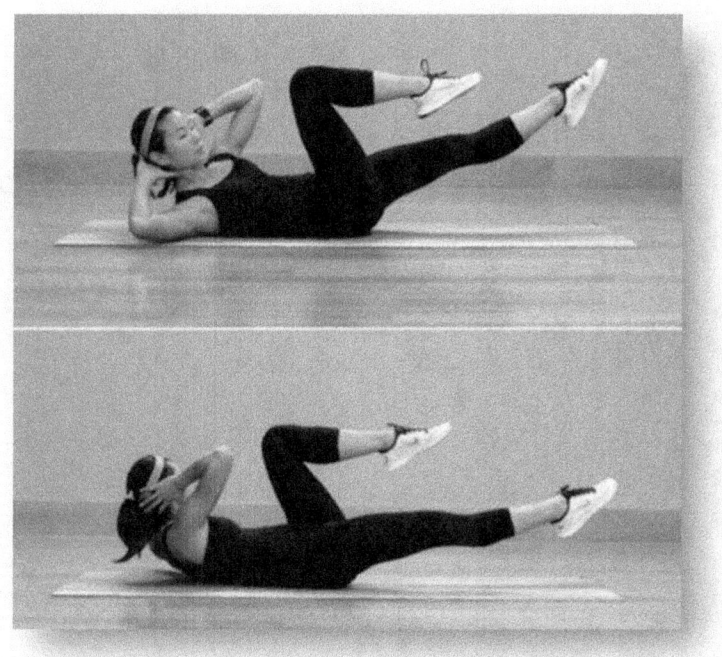

Kris-kras crunches is een geavanceerde vorm van standaard crunches.

Instructies:

* Hold standaard crunches positie met je voeten de grond getild

* De rest van uw beide handen achter je hoofd

* Touch je rechterknie aan uw linker elleboog terwijl zich het uitrekken van uw linkerbeen rechtstreeks en verplaats je rechterknie terug

* Nu, rekken uw rechterbeen rechtstreeks en raken de linkerknie aan uw rechter elleboog

* Voortdurend herhaal deze oefening voor 30 tot 40 seconden in beslag één set

* Complete 3 sets

Kant teen aan te raken

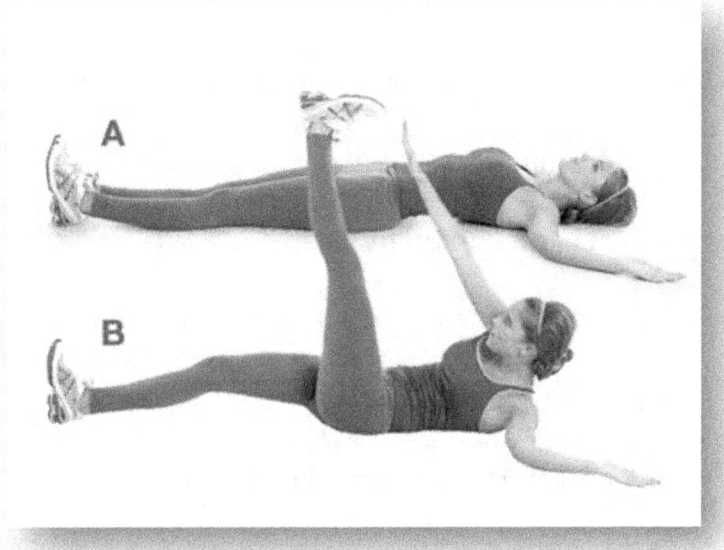

Full-length kant teen aan te raken is een kern
stabiliteit en versterking van de oefening die zich
voornamelijk richt op interne en externe schuine
spieren kern.

Instructies:

* Liggen aan uw rechterzijde (niet volledig op uw rug liggen, liggen op één van uw kanten in plaats daarvan)

* Je rechterarm rusten plat op de grond en buig deze arm naar je buik aan het evenwicht van uw lichaam tijdens het uitvoeren van kant teen aan te raken

* Het verhogen van uw linkerhand boven je hoofd in diagonale richting

* Het verhogen van je beide benen sidewise en uw bovenste body op hetzelfde moment te raken uw tenen met uw opgeheven hand (proberen te maken van een "V" greep)

* Uw hele lichaam met uw heupen ondersteunen terwijl het maken van de "V" vorm

* Nu, snel terug naar uitgangspositie en herhaal deze

oefening 15 tot 20 keer

* De dezelfde oefening voor de andere kant doen

Standaard Plank Hold

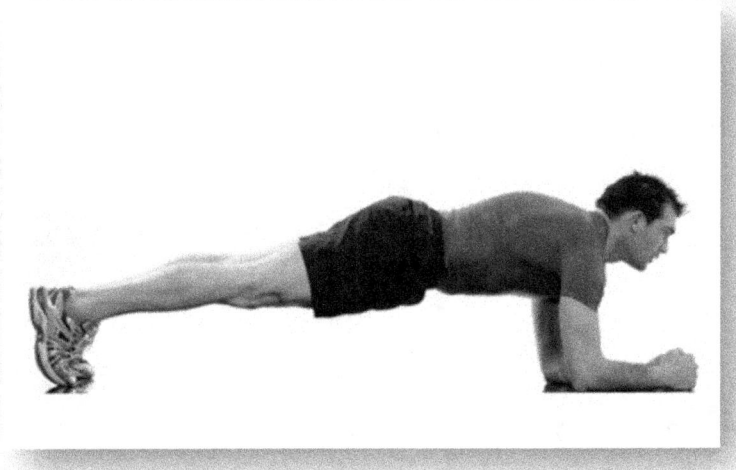

Standaard plank houd versterkt en stallen uw core

spieren.

Instructies:

* Bekleden push ups en de ondersteuning van je hele lichaam je onderarmen en je tenen plat op de grond

* Houd je rug recht en je nek terwijl het horizontaal zoeken

* Houd deze positie zo lang als je kunt

* Rusten gedurende 10 tot 15 seconden en opnieuw te beginnen

* Herhaal deze oefening voor 3 keer

Zijkant Plank Hold

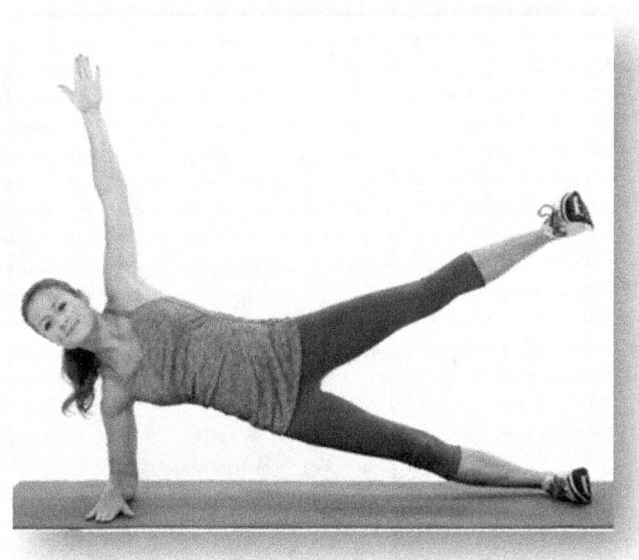

Zijkant plank houdt voornamelijk doelen kant

buikspieren aan te spannen.

Instructies:

* Standaard plank greep te houden op een

gecapitonneerde grond

* Verplaats uw lichaam sidewise terwijl het opheffen

van uw rechterhand en been sidewise

* Ondersteuning voor je hele lichaam op uw linker

onderarm en de linker voet

* Houd deze positie zo lang als je met gemak kunt

* Doen dezelfde oefening voor beide benen te

voltooien een set

* Complete sets van 2 tot en met 3

Terug Leg Raise Plank

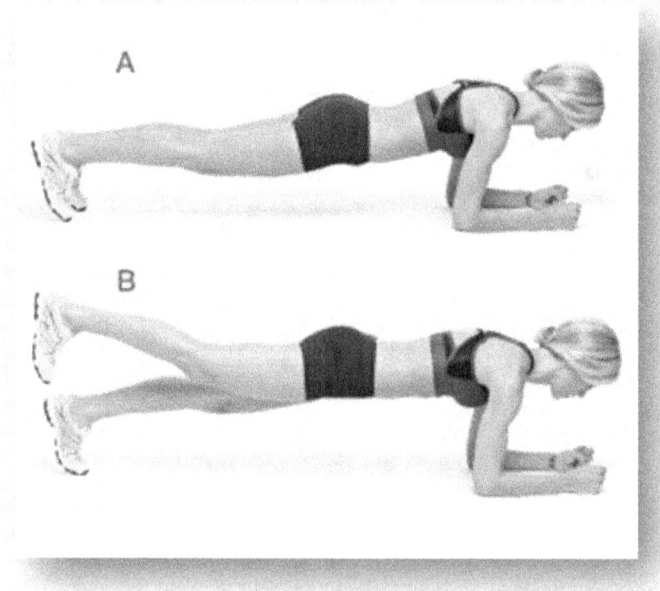

Instructies:

* Houd standaard plank greep

* zachtjes verhogen uw rechterbeen van de grond (zo

hoog mogelijk met gemak en comfort)

* Houd deze positie zo lang als je kunt

* Doen dit vasthouden voor het andere been te

voltooien een set

* Complete twee of drie sets

Knie cirkels

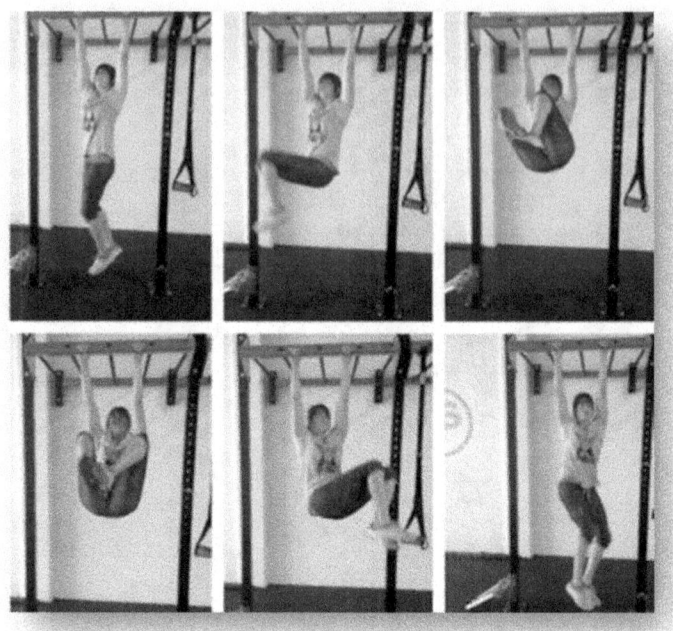

Cirkels van de knie is een lichaam gewicht kern

versterking van de oefening die zich voornamelijk

richt op buik (voorzijde en zijkant buik) spieren.

Instructie:

* Het begrijpen van een hoge bar met uw handen

schouderbreedte uit elkaar

* Buig je beide knieën samen en maken een cirkel met

je knieën door draaien van links naar rechts en

omgekeerd

* Houd je rug recht

* Beweeg je knieën in zowel linksom als rechtsom

richting, max reps

* Rusten gedurende 20 seconden en start vervolgens

de volgende set

* Complete 3 sets

"L" hold

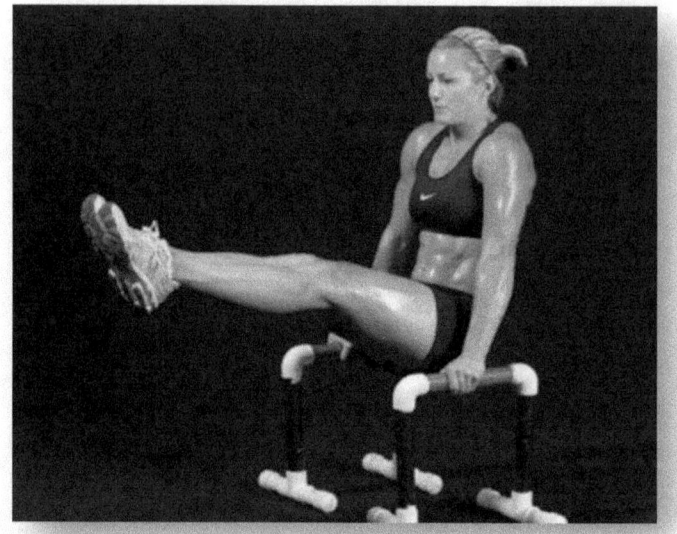

"L" hold is een effectieve core-oefening die zich richt op core spieren en bovenlichaam spieren zo goed.

Instructies:

* Het begrijpen van de beide bars van een parallelle bar terwijl je tussen de staven

* Je beide benen van de grond lift en houd ze direct terwijl het maken van 90 graden engel tussen uw verhoogde benen en buik

* Nu, zachtjes het verhogen van uw hele lichaam van de stoel door het strekken je handen terwijl je lichaam in de vorm van de "L"

* Houd deze positie zo lang als je kunt, of volgens uw fitness-niveau

* Herhaal deze oefening 3 tot 4 keer

"V" Hold

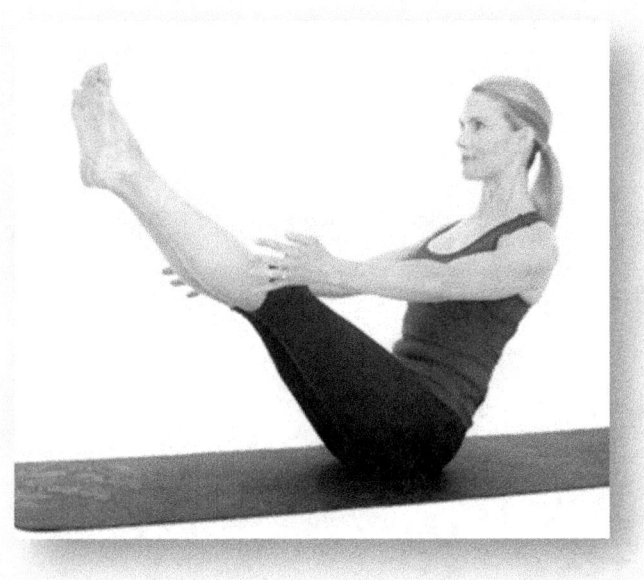

Een andere kern, versterking van de oefening die kan worden uitgevoerd zonder uitoefening van apparatuur.

Instructies:

* Begin met het liggend op je heupen op de grond (gewatteerde grond) met uw knieën buigen en de voeten plat op de grond

* Cross je handen op je borst en direct beide uw benen strekken in diagonale richting om een "V"-vorm van uw lichaam

* Ondersteuning voor je hele lichaam op je heupen en houden je rug recht, terwijl dit standpunt

* Houden zo lang als je kunt

* Rest voor 10 seconden na elke wachtruimte

* Herhaal deze oefening drie tot vier keer

Links naar rechts

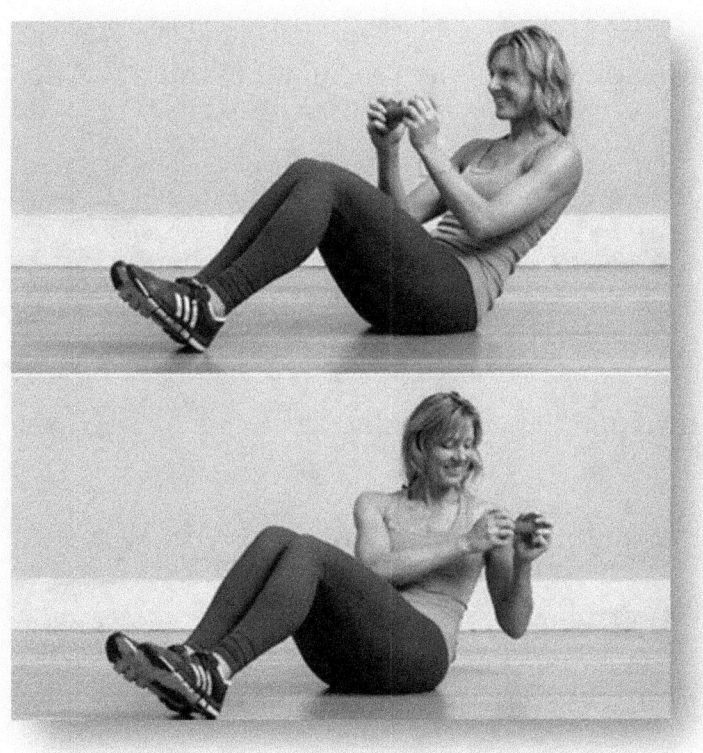

Een versterking van de oefening die zich

voornamelijk richt op schuine spieren kern.

Instructies:

* Zitten op de heupen met je knieën gebogen en je voeten op de grond

* Het maken van een "V"-vorm zitten zoals in sit-ups en til uw beide voeten ongeveer 10 tot 15 duim van de grond (u kunt uw kalveren Kruis) en de ondersteuning van het hele lichaam op je heupen

* Iets magere rug, terwijl houd je rug recht om te voorkomen dat pijn in de onderrug

* Nu, interliniëring toe op de vingers van beide handen en verplaats ze naar zowel linker en rechterkant

* Proberen om uw handen op extreem rechts en links posities recht

* Niet bewegen je borst tijdens het uitvoeren van

links-naar-rechts

* Complete 3 sets met maximale reps

Volledige lengte ' L ' Sit verhogen

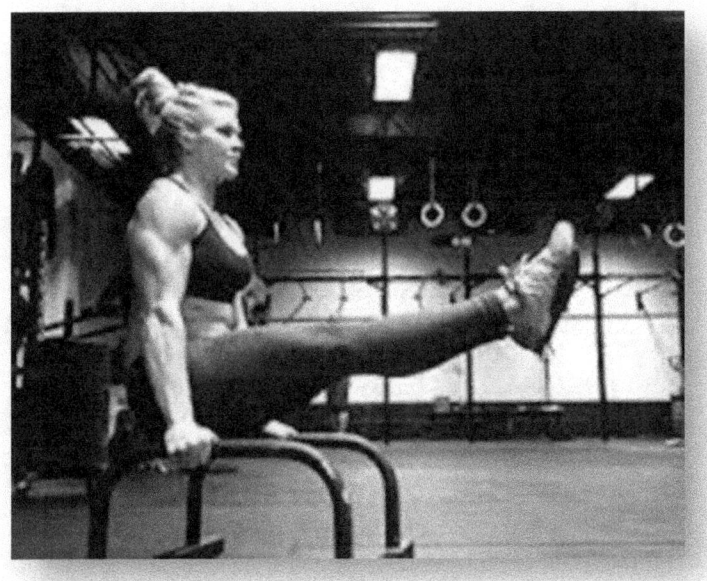

Een versterking van de oefening die abdominale core

verbetert core spieren en oefent een beetje druk uit op

de heup spieren.

Instructies:

* Houd een hoge bar met uw beide handen schouderbreedte uit elkaar

* Strek je hele lichaam en je benen op te heffen in opwaartse richting om te raken van de bar boven je hoofd

* Nu, zachtjes uw benen bewegen terug naar uitgangspositie zonder hen te buigen

* Doen zo veel herhalingen aangezien u kunt één set compleet

* Herstellen uw uithoudingsvermogen voor 10 tot 15 seconden

* Doen 3 sets

Volledige lengte kant verhogen

Volledige lengte is een andere kern, versterking van de oefening uitgevoerd op een pull-up bar kant buik spieren of schuine spieren te verbeteren.

Instructies:

* Houd pull-up positie op een pull-up bar

* Houd je hele lichaam recht en voorzichtig verplaats je beide benen naar rechts (diagonaal) zo hoog als je doen kunt zonder het gevoel van pijn (probeer te raken de balk vast aan de grond of loodrecht op de grond)

* In een geleidelijke manier, verplaats je beide benen samen terug naar uitgangspositie

* Nu, het bewegen van je benen samen naar de linker kant om te voltooien een rep

* Het doen van 10 tot 15 herhalingen in elke set

* Complete 3 t 4 sets

*   Complete 3 t 4 sets

Lagere lichaam

gymnastiek

Kalf verhogen

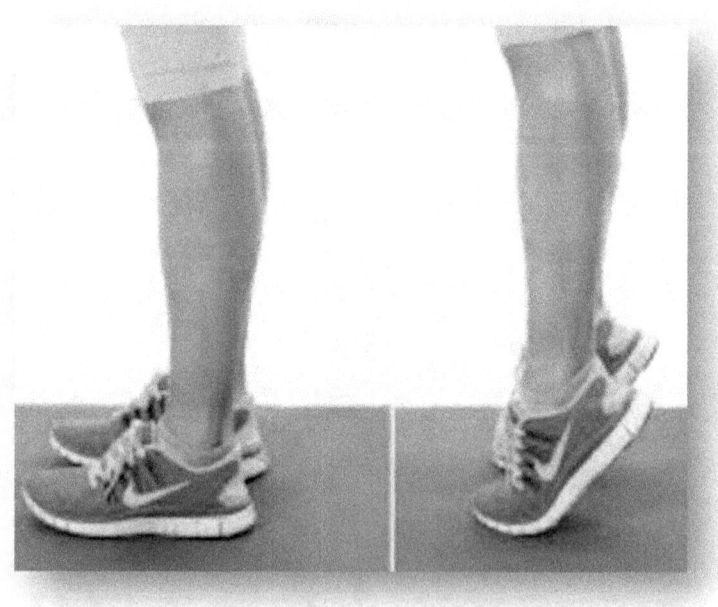

Kalf verhogen is een effectieve oefening voor de kuitspieren. Het is ook om verticale sprong in verschillende sporten beoefend.

Instructies:

* Stand rechte op een vak of op de trap door je tenen op de rand van een trap-stap

* De rest van uw handen op de muur of iets anders voor de juiste balans

* Zachtjes verhogen je hele lichaam op je tenen zo hoog als je kunt en verplaats deze terug naar de beginpositie

* Zo veel herhalingen als je kunt doen in een set

* Complete sets van 3 tot en met 4

Squats

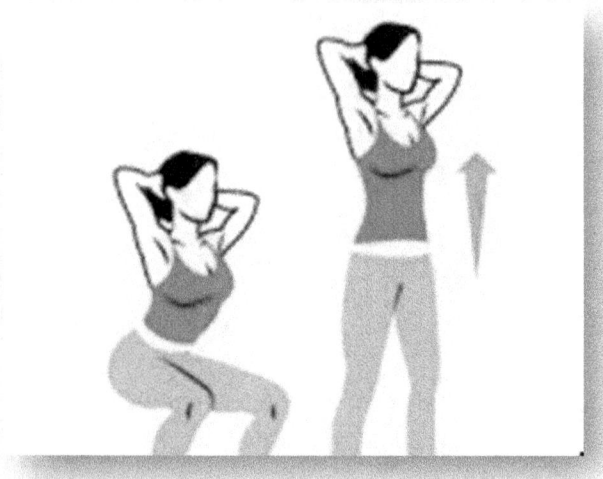

Squats is een prachtige lichaam gewicht oefening om extra calorieën te verbranden en om lagere lichaamsspieren. Deze geweldige oefening moet worden toegevoegd aan uw routine warming-up of gewicht verlies opleiding.

Instructies:

* Staan direct met je voeten een beetje breder dan de breedte moet

* De rest van je handen achter je hoofd

* Beweeg uw lichaam naar beneden crouching bezit met uw knieën gebogen (probeer te buig je knieën op de hoek van 90 graden tussen uw kalveren en de dijen) terwijl je heupen in achterwaartse richting uit te breiden

* Niet je bovenlichaam naar voren of naar achteren om precies deze oefening leunen

* Maximale reps in elke set doen

* Complete sets van 3 tot en met 4

Explosieve Squats

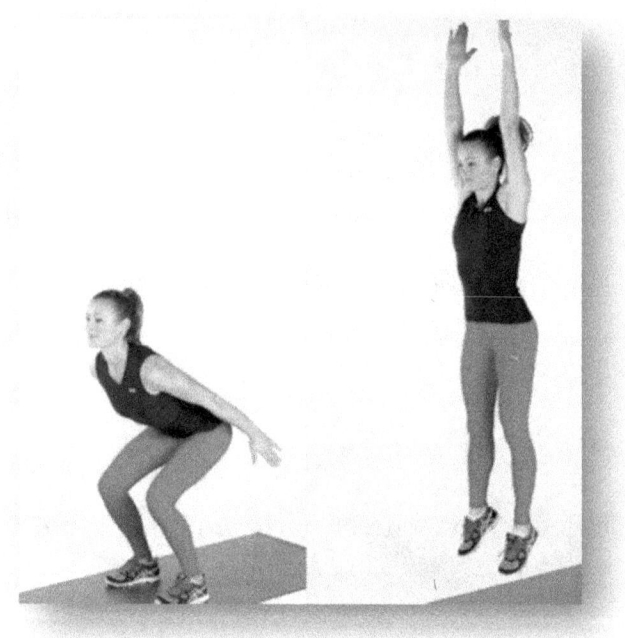

Explosieve squats zijn het voorschot vorm van

standaard kraakpanden. Deze oefening oefent extra

druk uit op uw lagere lichaamsspieren en core

spieren evenals.

Instructies:

* Standaard squat positie met je handen rechte langs
je lichaam houdt

* Nu springen van het buigen van positie en proberen
te raken je knieën naar je borst en land in squat positie
opnieuw

* Zo veel herhalingen als je kunt doen met gemak en
uithoudingsvermogen in elke set

* Complete 3 sets

Opsommingsteken Squat of een been Squat

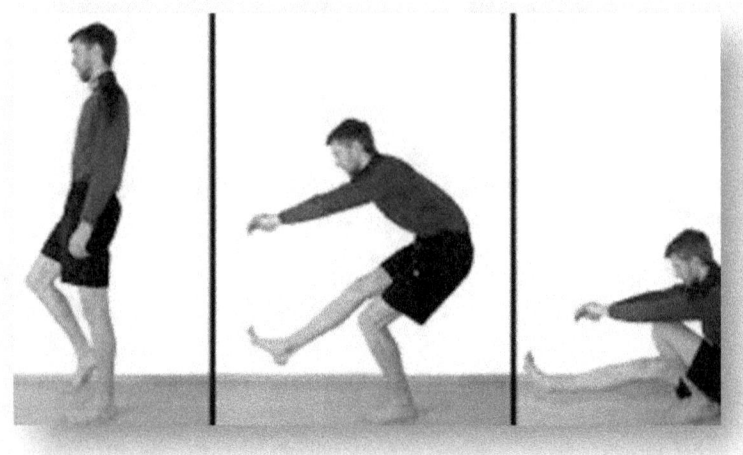

Een meer uitdagende squat oefenen dan standaard en springen kraakpanden.

Instructies:

* Direct met uw benen schouderbreedte uit elkaar staan

* Nu omlaag in zittende houding terwijl je één been buigen en strekken van je andere been voor je

* Ga terug naar de uitgangspositie en herhaal deze

oefening volgens uw fitness-niveau

* Herhaal het drie sets

Full Body gymnastiek

Brug Hold

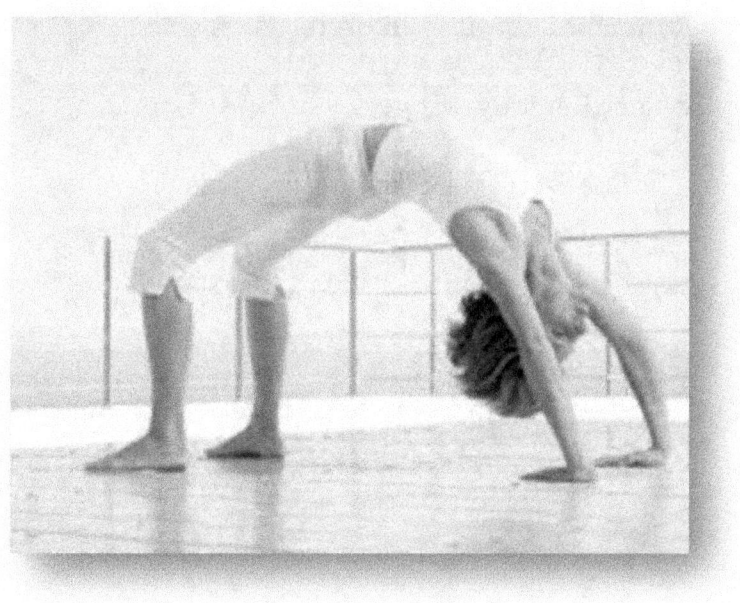

Brug houden is een oefening beoefend in gymnastiek en martial arts te verbeteren van de flexibiliteit van het bovenlichaam.

Instructies:

* Begin met het liggend op je rug op een gecapitonneerde grond met je knieën gebogen en voeten plat op de grond

* Uw handen in de buurt van oren rusten terwijl geconfronteerd met uw vingers van beide handen naar je schouders en je ellebogen skywards

* Stevig greep de grond met uw voeten en handen

* Nu, til je bovenlichaam van de grond tot het maken van een curve of een brug vormen tijdens het strekken je ellebogen

* Probeer niet te bewegen van uw handen en voeten houd deze positie

* Houd gedurende 10 tot 15 seconden elke keer

* Rusten gedurende 5 tot 10 seconden en doe het dan weer

* Herhaal deze greep drie keer

Brug Pushups

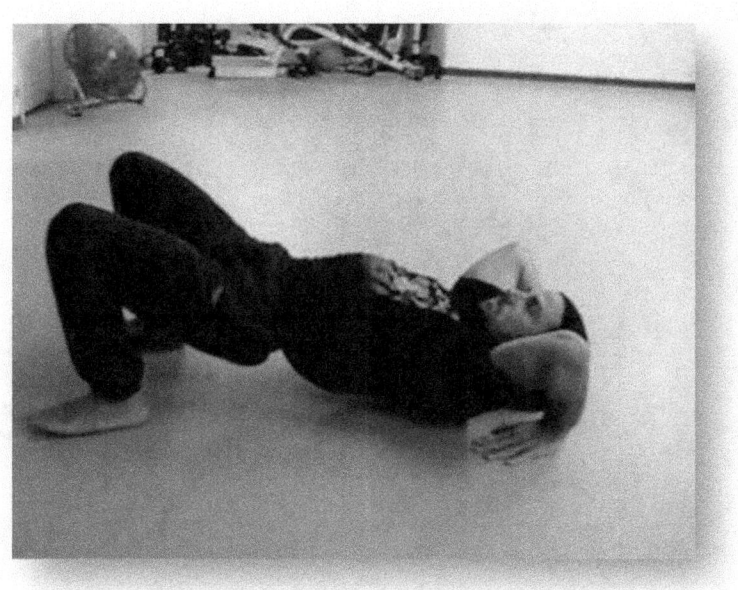

Brug push ups is de techniek van een voorschot van brug houden dat extra tress op armspieren uitoefent.

Instructies:

* Houd brug positie terwijl het opheffen van uw lichaam in een positie van de brug

* Nu, je schouders naar beneden bewegen terwijl je ellebogen (breng je hoofd dichter bij de grond) zonder te bewegen je knieën buigen

* Doen zo veel push ups als u in elke set kunt

* Complete 3 sets

Muur Handstand

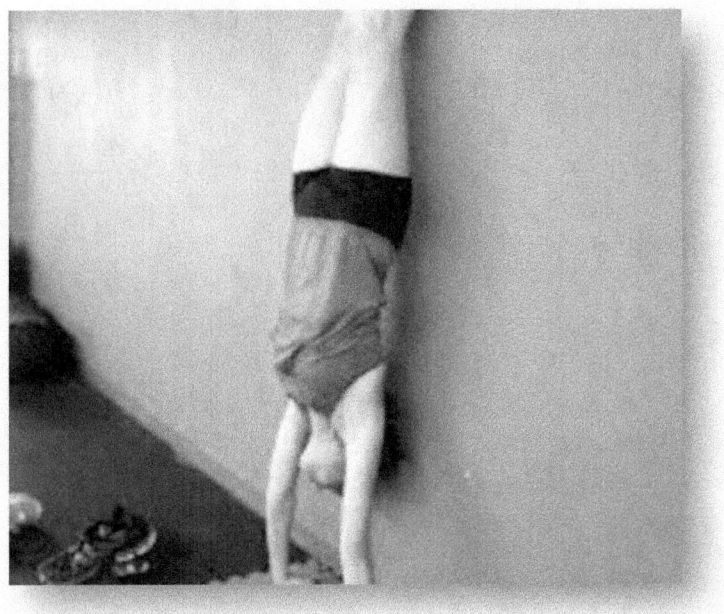

Handstand is een indrukwekkend en effectieve

gewicht lichaamstraining uitgevoerd in het algemeen

in turnen. Muur handstand is een beginner handstand

training.

Instructies:

* Start door op te staan in de buurt van een muur

* Bezit handstand (ondersteboven) met je handen op de grond en je voeten rusten op een muur ter ondersteuning van uw handstand

* Proberen te houden van uw armen, rug en nek recht terwijl dit standpunt

* Houd deze houding, zo lang als je kunt

Muur Handstand push-ups

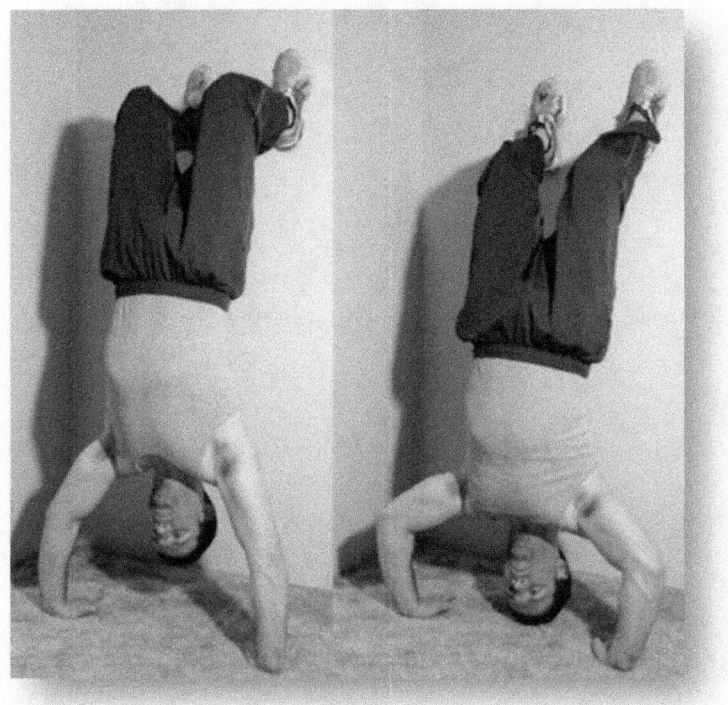

Muur handstand push-ups is een voorschot techniek van muur handstand.

Instructies:

* Bezit muur handstand en de ondersteuning van uw lichaam

* Doen pushups door het buigen je ellebogen en houd

je rug recht

* Ondersteuning van uw push ups met je voeten

rusten met de wand

* 10 15 push ups of zoveel als die je kunt doen met

gemak doen

Gemodificeerde Handstand push-ups

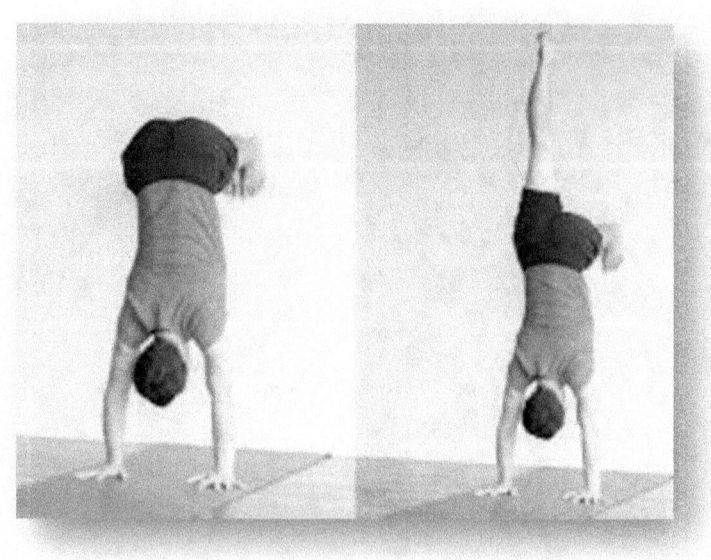

Gemodificeerde handstand push-ups is een goed initiatief van standaard handstand.

Instructies:

* Start door het ingedrukt houden van muur handstand positie met je handen op de grond en je voeten met de wand

* Buig je heupen terwijl je knieën en de armen recht terwijl het maken van de hoek van 90 graden tussen uw dijen en buik

* Nu, doen 10 tot 15 push ups in deze positie

* Rest voor 10 tot 15 seconden

* Complete sets van 3 tot en met 4

Bar Dips

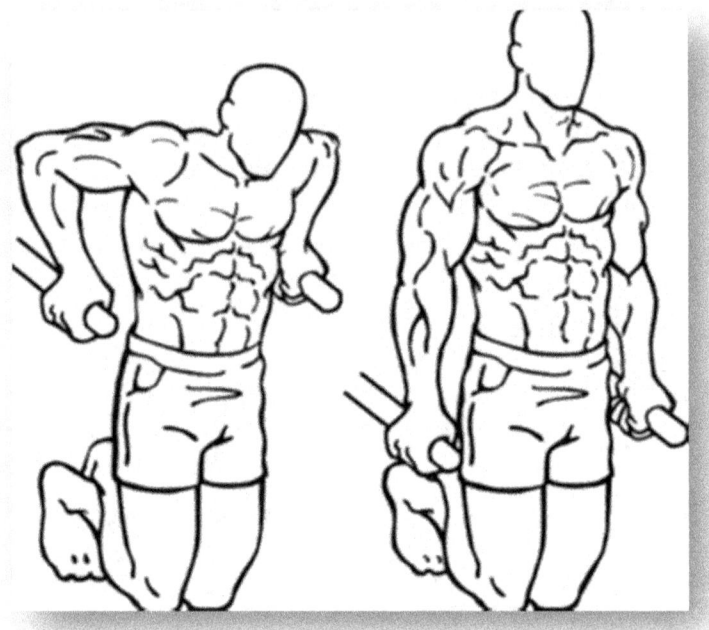

Deze oefening lichaam gewicht is een essentieel onderdeel van gymnastiek en Turnen die zich voornamelijk richt op bovenlichaam spieren.

Instructies:

* Staan tussen parallelle staven en begrijpen van de staven met beide handen

* Lift je hele lichaam van de grond door het strekken je armen

* Buig je knieën en steek ze

* Nu, lagere je lichaam door je armen op een afstand van waar u kunt gemakkelijk omhoog naar beginpositie te voltooien een rep buigen

* 12 tot 15 reps in elke set doen

* Complete sets van 3 tot en met 4

"L" Hold Bar Dips

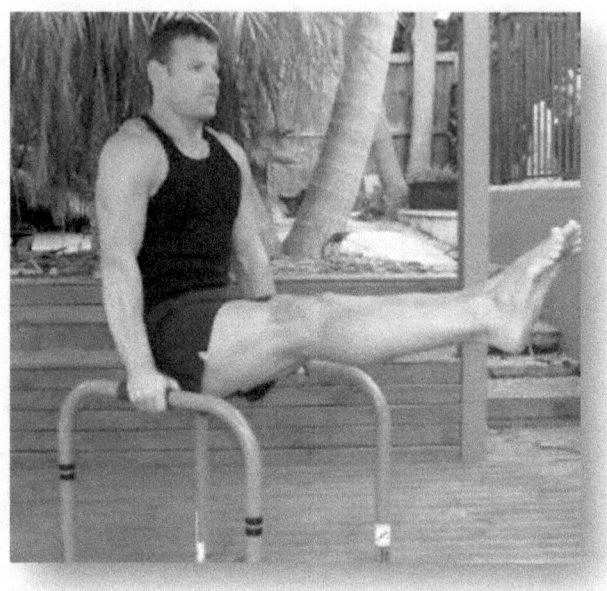

"L" Houd bar dips wordt een voorschot techniek van

bar dips die niet alleen doelstellingen boven lichaam

spieren, maar ook buik core spieren richten.

Instructies:

* Houd dat een bar dips positie terwijl je lichaam van

de grond tillen

* Het verhogen van uw benen om een hoek van 90 graden tussen uw verhoogde benen en buik

* Nu, verlagen en verhogen van je lichaam door het buigen en strekken van je armen respectievelijk Voltooi een rep

* Minstens 12 tot 15 reps doen

* Herhaal deze oefening 3 tot 4 keer

Hoge Bar schommels

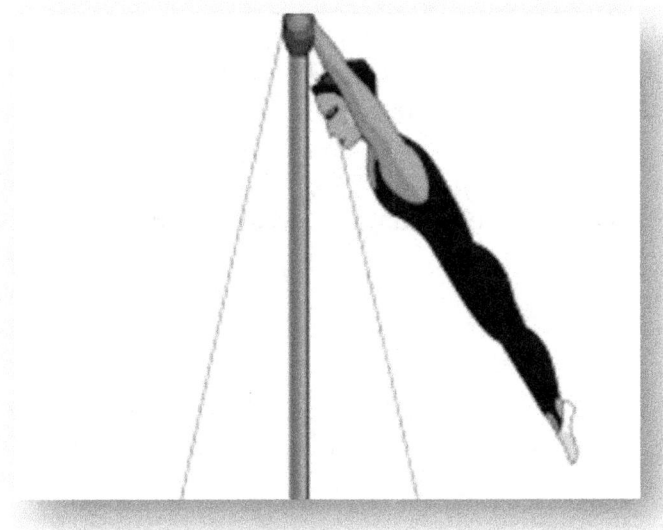

In Turnen en gymnastiek is bovenlichaam, met inbegrip van core sterkte en stabiliteit de sleutel tot vooruitgang. Hoge bar schommels versterken bovenlichaam spieren.

Instructie:

* Een hoge bar met uw handen schouderbreedte uit elkaar houden

* Houd je beide benen recht en dicht bij elkaar

* Binden een touw rond uw pols en de bar om te vermijden vallen tijdens het swingen op de balk

* Nu, jerk iets ga je hele lichaam heen en weer zoals een schommel

-De controle van uw verkeer met behulp van uw handen

* Niet buig je armen tijdens het swingen Voorkom

schade

* Zwaaien met je benen voor een betere schommel als

een atleet

Omgekeerde "L" Houd teen aan te raken

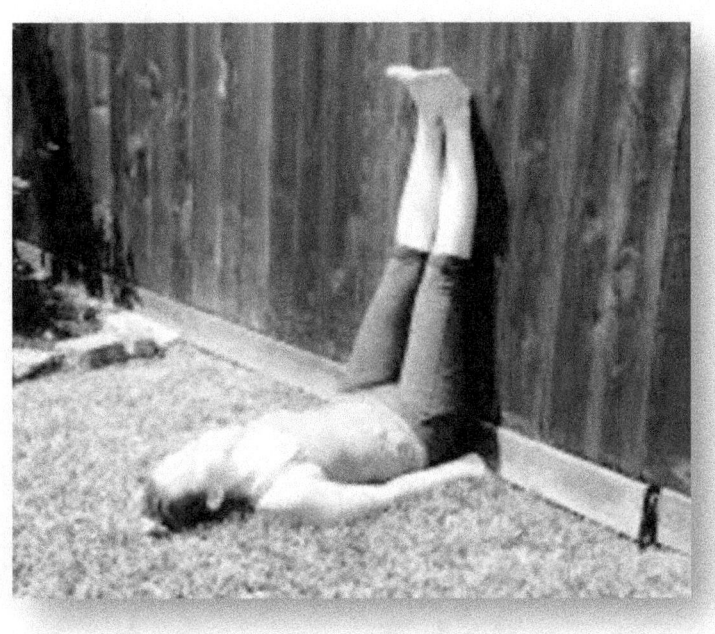

Omgekeerde "L" hold teen aan te raken, is een versterking van de oefening die zich richt op abdominale core spieren kern.

Instructies:

* Begin met het liggend op je rug

* Het verhogen van uw beide benen skywards om een shape zoals "L"

* Nu, til je bovenlichaam in opwaartse richting je tenen met je handen aanraken terwijl je benen recht en vervolgens snel teruggaan naar uitgangspositie

* Complete een set met maximale reps

* Complete 3 sets

Kikker springen

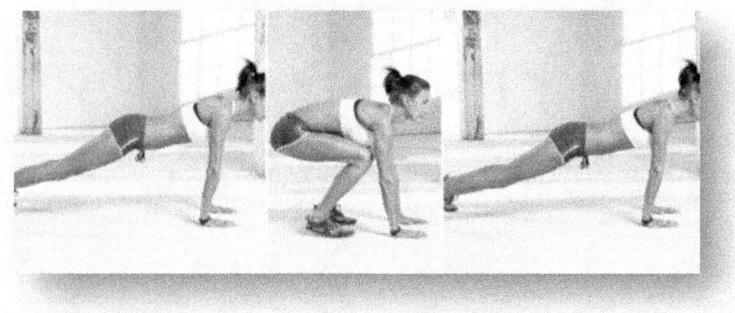

Een lichaam gewicht oefening die zich voornamelijk richt op lagere lichaamsspieren vooral dijen.

Instructies:

* Start door zittend op je voeten met je handen op je rug

* Houd uw enerzijds met andere

* Nu start matig springen en vooruit

* Staan niet volledig terwijl springen (proberen te houden van uw landingspagina niet meer dan één voet hoog)

* 10 naar 15 stappen vooruit in elke set of volgens uw

fitness-niveau springen

* Complete 3 sets

Krokodil verhogen

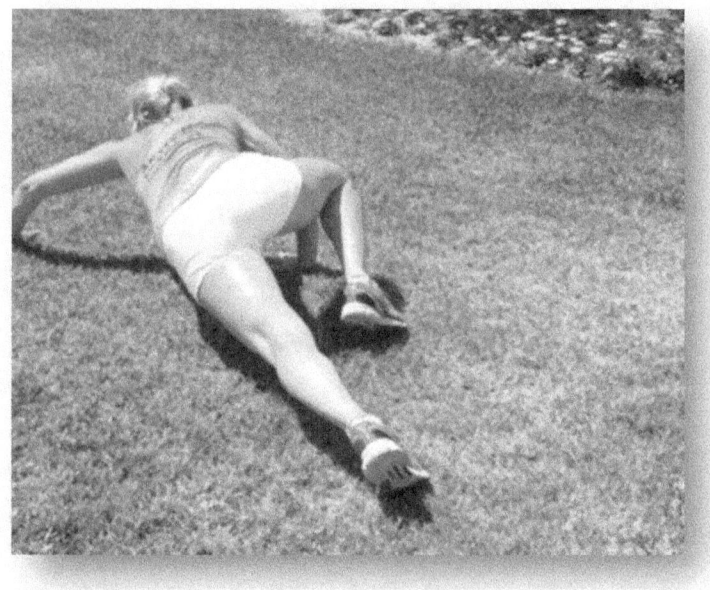

Een grote kern oefening die niet alleen brandt extra

buikvet, maar ook versterkt de kern spieren en vorm

ze ook.

Instructies:

* Liggen op je buik met je handen in de buurt van je heupen en je hand handpalmen plat op de grond terwijl geconfronteerd met je vingers naar je bovenlichaam

* Gezamenlijk uw beide voeten en je bovenlichaam te verhogen zonder uw onderlichaam van bekken te verplaatsen door het strekken je armen (zoals een krokodil)

* Houd deze positie gedurende 10 tot 15 seconden elke keer

* Herhaal dit drie keer

Bank krokodil verhogen

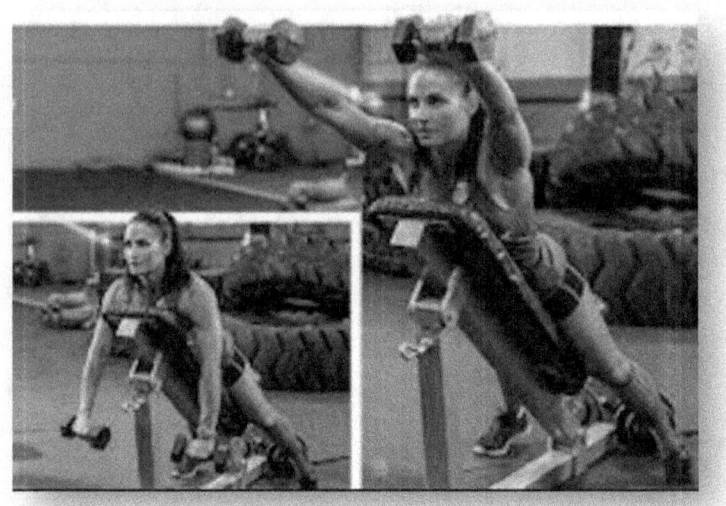

Bank krokodil verhogen is de vorm van een voorschot van het inzamelen van de krokodil. Deze fascinerende oefening wordt uitgevoerd op een bankje aan de extra belasting van de rugspieren oefenen.

Instructies:

* Liggen op een bankje op je buik met je onderlichaam op de Bank en je bovenlichaam in de lucht

* Iets te gebruiken om te verankeren uw voeten ter ondersteuning van uw krokodil verhogen (u kunt vragen uw vriend om te houden van uw voeten stevig om u te ondersteunen)

* Uw beide handen rusten op je rug

* Het verhogen van uw bovenlichaam op dezelfde manier in standaard krokodil verhogen

* Houd deze positie gedurende 2 seconden en verplaats vervolgens terug naar uitgangspositie te voltooien een rep

* 8 tot en met 10 reps doen

* Herhaal deze oefening niet meer dan twee keer om te voorkomen dat pijn en nek achterspanning

* U kunt Hyperextensie bankje of een eenvoudige

vergadering bankje (eenvoudige vergadering Bank is

moeilijker dan Hyperextensie Bank)

Gemodificeerde Zu-bu houding

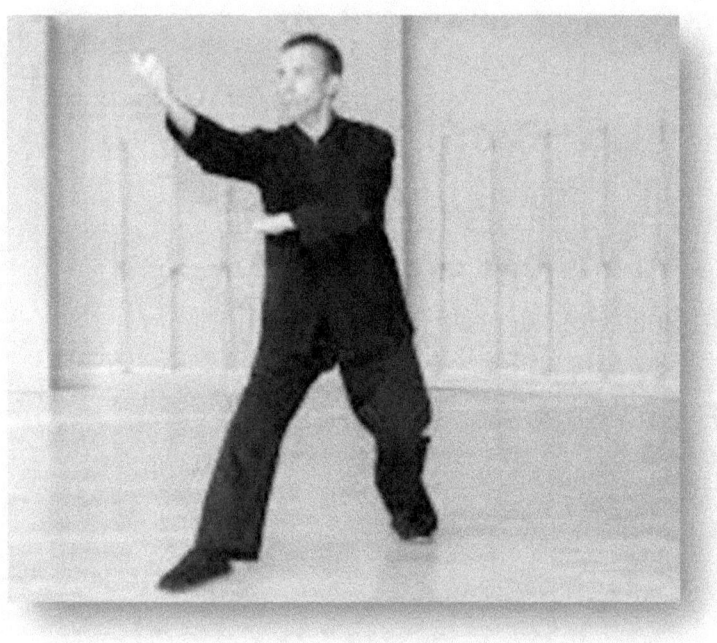

Zu-bu is een populaire houding van WUSHU martial arts. Het is ook bekend als lege houding, omdat in deze houding dat we al onze invloed op onze achterste been uitoefenen en geen gewicht op het voorste been leggen.

Instructies:

* Staan recht met je één voet vooruit en de andere voet terug

* Je achterste been gebogen en je knie naar buiten over punt 45° terwijl je voorste knie recht of lichtjes gebogen (voorzijde rechttrekken been oefent extra druk uit op uw achterste beenspieren)

* Dit standpunt verschilt enigszins van Zu-bu houding waar je moet je beide benen te buigen. In deze houding hoeft je alleen te strek je voorste been te oefenen extra nadruk op het achterste been

* Houd deze positie gedurende 2-3 seconden en terugplaatst in staande positie en dan weer houd Zu-bu houding om te voltooien een rep

Doe hetzelfde voor het andere been

* 10 tot 15 reps voor elk been doen

Zijkant Leg Raise

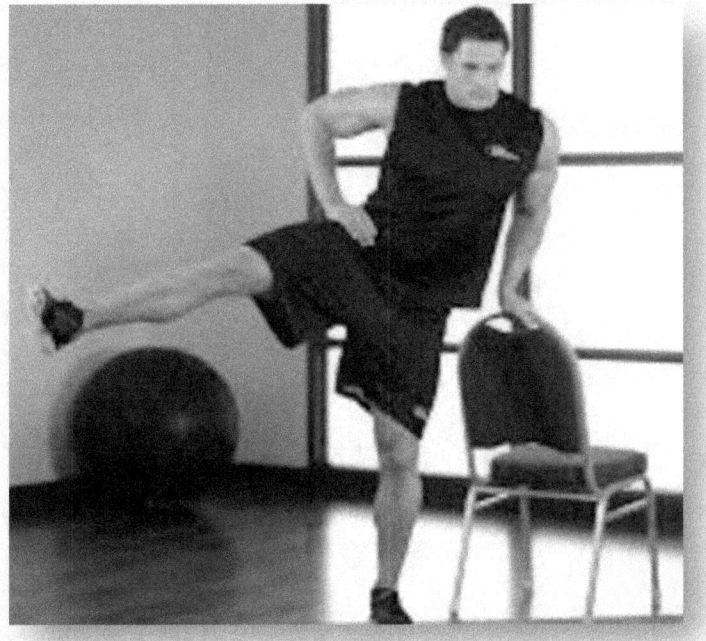

Kant leg raise is een effectieve oefening flexibiliteit en gymnastiek, die zich richt op gluteus minimus, gluteus medius en tensor fasciae latae.

Instructies:

* Start door op te staan in de buurt van een paal of een stoel voor ondersteuning

* Rust je voeten op weinig breder dan de

schouderbreedte van je

* Nu, matig verhogen sidewise je één been zo hoog als

je met gemak kunt terwijl het andere been rechte, en

verplaats vervolgens terug naar uitgangspositie te

voltooien een rep

* 12 tot 15 reps voor elk been doen

Terug Leg Raise

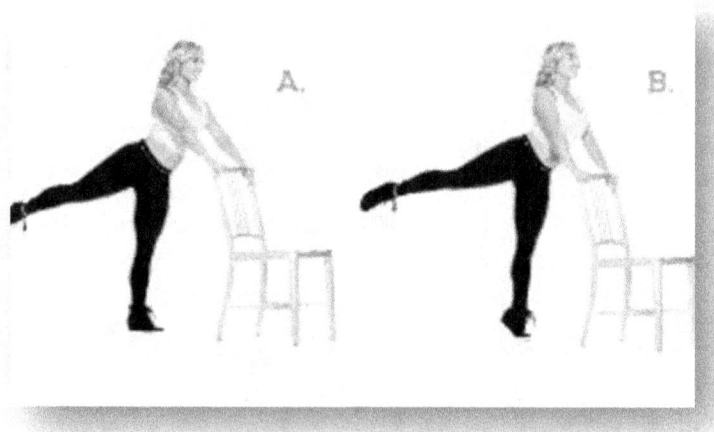

Achterste been verhogen onderste rugspieren doelen met inbegrip van de heupen, dijen en buikspieren aan te spannen.

Instructies:

* Staan direct met je gezicht naar de muur of de paal die u gaat gebruiken als ondersteuning

* Uw beide handen tegen de muur rusten of greep de paal stevig terwijl het houden van je borst naar de pool

* Stap je één been iets naar voren in vergelijking met de andere

* Nu, ontspannen in een gematigde manier zo hoog als je kunt gemakkelijk, terwijl het bijhouden van je hoofd en schouders naar buiten rekken

* Probeer je best uw kick terug om langzaam te

bewegen dan u omhoog schoppen

* 12 tot 15 reps telkens voor beide benen doen

* Herhaal deze oefening 3 keer of meer hebt u extra of

onaangename vet op je heupen

Front Leg Raise

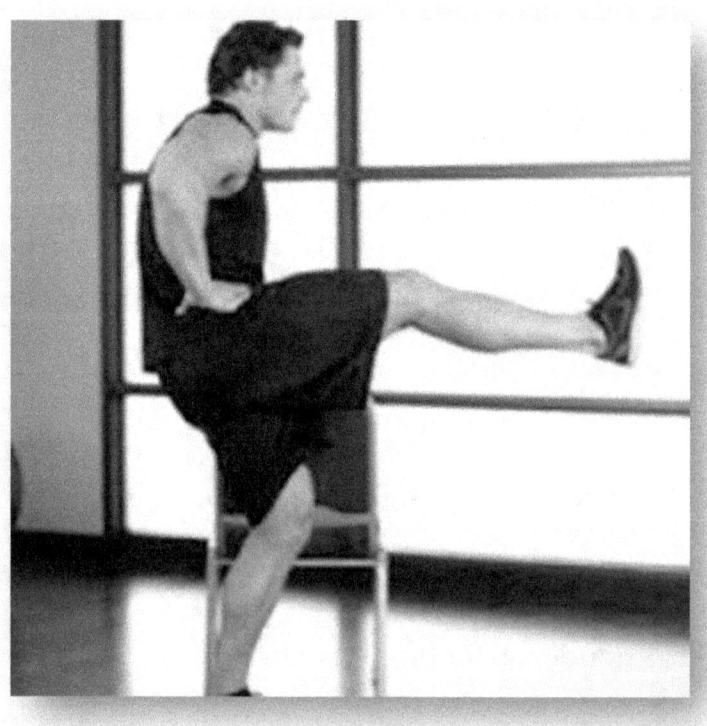

Verhoging van het voorste been is een lichaamsgewicht of gymnastiek-oefening die zich vooral richt op uw lagere lichaamsspieren front bovenbeenspieren en abdominale core spieren.

Instructies:

* Stand rechte door rust uw bovenste en onderste terug met de paal, of een muur of iets anders

* Wil je hele lichaam op de paal, met inbegrip van uw rug en benen tack

* Houd de stok met beide handen boven je hoofd ter ondersteuning van uw verkeer

* Nu, verhogen je één been zo hoog als je kunt zonder verplaatsen en het andere been buigen

* 10 tot 15 reps voor elk been doen

* Herhaal deze oefening 3 keer voor elk been

Dragon vlag

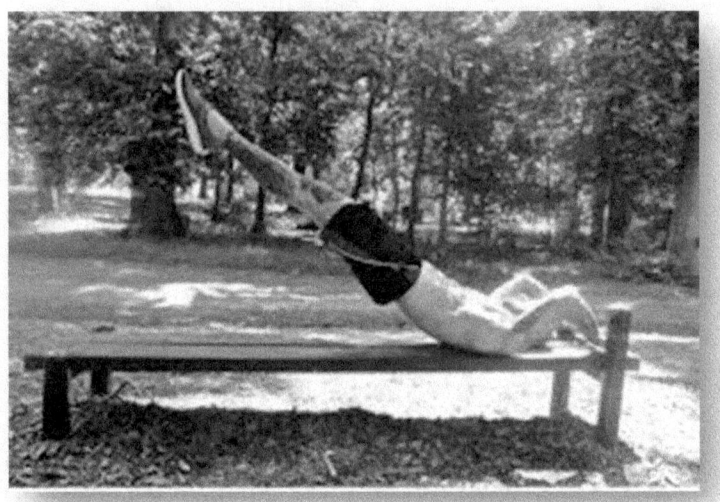

Dragon vlag is een voorschot kern oefening die is ook bekend als moeilijkste kern en lichaam gewicht oefening.

Instructies:

* Lei neer op je rug op een bankje met iets vast aan de greep stevig (boven je hoofd)

* Grip de correctie positie met je handen iets breder dan de schouderbreedte van je voor beter evenwicht en je beide benen omhoog rijden rechtstreeks (zonder buigen je knieën)

* Het verhogen van je benen zo hoog mogelijk en proberen om alles wat uw lichaam omhoog met je benen behalve uw bovenrug en verplaats deze terug naar de uitgangspositie

* Zo veel reps als je kunt doen

* Herhaal deze oefening 3 keer of minder

* Uw taille om deze oefening correct uit te voeren niet knikken

Hoofdstuk 5

Suppletie voor algemene gezondheid en Fitness

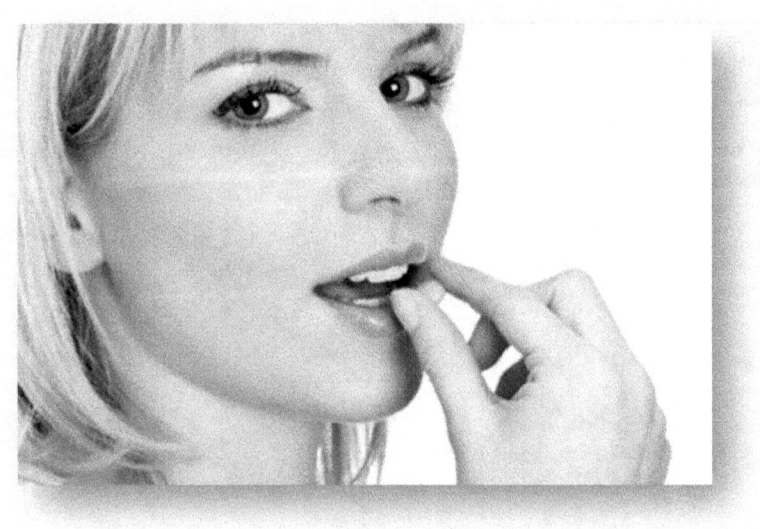

je serieus bent over het omzetten van je lichaam, je echt nodig om te trainen en eten op een juiste manier te ontwikkelen nieuwe mager spiermassa terwijl het wegwerken van ongewenst vet. Maar harde opleiding kan verminderen uw lichaam van mineralen, vitaminen en andere stoffen die nodig zijn voor spieraanwinst en vetverbranding. Ondanks het beste dieet mogelijk, het is meestal erg moeilijk om al deze essentiële elementen, en dat is waar de supplementen komen.

Dus, hier zijn de beste supplementen die de moeite waard uw geld.

Visolie

Visolie is bewezen te verbeteren van het immuunsysteem en de prestaties van de hersenen, beschermen tegen opsplitsing van de spier stimuleren van gezamenlijke herstel en zelfs bevorderen vetverbranding. Het menselijk lichaam kan produceren verschillende vitaminen, voedingsstoffen natuurlijk visolie is een ding, die we zijn niet in staat om natuurlijk en, dus, je echt nodig om-supplement toe te leveren je lichaam met wat je nodig hebt.

Vitamine D

Als u niet naar uit in direct zonlicht genoeg (bij voorkeur gedurende ten minste 20 minuten dagelijks tussen de uren van 10 am tot 2 pm wanneer stralen van de zon zijn het meest effectief) bent u waarschijnlijk eindigen met vitamine D-deficiëntie. Dit verhoogt uw mogelijkheden van obesitas, stimuleert een afname van de spier massa en maakt je gevoeliger voor veel van de gezondheidsvoorschriften. Volgens een onderzoek hebben de mannen met voldoende vitamine D beter testosteron niveaus, de voorkeurleverancier lichaamssamenstelling, een hoger percentage van de magere massa en betere algehele welzijn vergeleken met degenen met onvoldoende vitamine D.

Wei-eiwit

Kunt u een goede hoeveelheid eiwit in je dieet, maar eiwit poeder heeft andere voordelen: het is handig en meestal lager in calorieën dan een hele hoge eiwit maaltijd. Wei-eiwit biedt ongetwijfeld enkele andere onderscheidende voordelen; het wemelt van de ooit cruciaal vertakte keten aminozuren (BCAA's), die een vitale rol in de spierontwikkeling van de, spierherstel spelen kan, en je hebt een ideaal, op de Ga maaltijd dat vergt een minuut voor te bereiden.

Probiotica

Ons aller eten veel eten dagelijks; echter, we echt aandacht besteden aan onze spijsvertering. Gezonde darm bacteriën spelen een essentiële rol in de algemene gezondheid, spijsvertering en immuniteit proces. In het bijzonder kan Probiotica helpen verjongen en koesteren onze interne aanbod van nuttige bacteriën. Bovendien zal dit resulteren in minder gas, maagpijn en irritatie. Er zijn eigenlijk ongelooflijke aantal verschillende reeksen van bacteriën in onze darmen. Probiotica helpen bij het houden van een gezond ecosysteem van de GI en houden alles in balans.

Creatine

Deze kunstmatige type energiebron natuurlijk gegenereerd in het lichaam wordt opgeslagen in de spieren om te worden gebruikt tijdens het sporten. Bovendien, het is bewezen te werken! Verschillende studies tonen aan dat creatine helpt snelheid restauratie en de ontwikkeling van de spiermassa na een trainingssessie. Creatine brengt ook meer water in je spiercellen, het toevoegen van een stuk op de cel die duurzame groei zal toenemen. Creatine is de laatste tijd geïdentificeerd om het verhogen van insuline, als groeifactor in spieren, dat is belangrijk voor de revitaliserende groei.

Groene thee

Een ding dat veel mensen niet echt weet is dat groene thee gevechten vet. Wetenschappelijke studies hebben aangetoond dat dieren die zijn gegeven uittreksel krijgen minder gewicht en schuur meer vet dan dieren die een placebo krijgen, en als het is geschikt voor de dieren is het geschikt voor ons zo goed. Experts raden bij voorkeur dagelijks bijna acht glazen die is moeilijk te volgen is voor veel mensen, dus ga voor het eenvoudigst en alleen het nemen van een supplement.

Multivitaminen

Zij niet zouden daar de belangrijkste supplementen, maar ze zijn nog steeds een van de meest vitale, met name voor al diegenen die niet voldoende groenten en fruit eet. Probeer te kiezen van multi-vitamine supplementen die precies, zonder de extra ijzer aangezien extra hoeveelheden van dit mineraal leiden hart-en vaatziekten tot zijn gericht. Normaal gesproken vindt u slechts één tablet gebruikt dat is 100% van uw dagelijkse behoefte, zoveel vitaminen en mineralen leveren mogelijk.

Magnesium

Hebben voldoende hoeveelheid magnesium helpt in algemene maximumprestaties omdat het lichaam is beter in staat energie gebruiken en uitvoeren van spiersamentrekkingen. Studie toont aan te vullen met magnesium verhoogt rode bloedcel productie, zink meer toegankelijk maakt voor steun in de energieproductie en spiersamentrekkingen, en moedigt de eliminatie van afval producten geproduceerd door intense oefening, waardoor u sneller kunt herstellen.

Zink

Zink is essentieel, omdat het is een minerale aanwezig in elk weefsel in je lichaam. Het is een zeer effectieve antioxidant, bemoedigend om te beschermen tegen kreeft, en is meestal direct gekoppeld aan het onderhoud van de hormoonspiegels, die nodig is voor spierontwikkeling en vet verlies. Zink speelt een belangrijke rol in de eiwitsynthese en voldoende hoeveelheden in staat stellen een krachtiger versie van de drie belangrijkste anabole hormonen: insuline, groeihormoon en testosteron. Zonder voldoende hoeveelheden van deze hormonen, je zult missen op spier- en kracht ontwikkeling van uw harde werk in de sportschool.

Afwerking

Nogmaals bedankt voor het downloaden van dit boek!

Ik hoop dat dit boek kon u helpen verbeteren van uw gezondheid en lichaamsbouw.

De volgende stap is om toe te passen wat je geleerd en enorme hoeveelheid actie nemen.

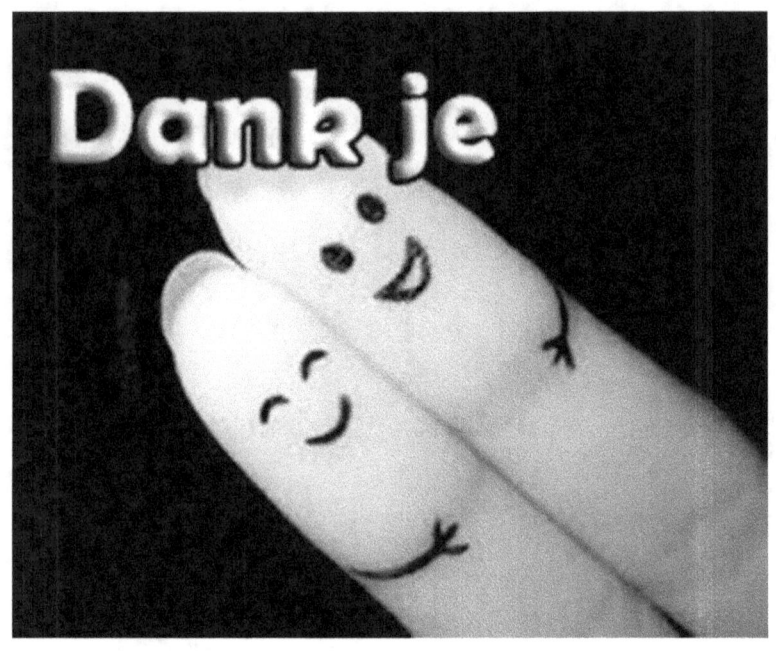

Tot slot, als je genoten hebt van dit boek, dan

ik wil u vragen om een gunst, zou u zo

vriendelijk genoeg om het achterlaten van een

review voor dit boek op Amazon? Het zou

zeer gewaardeerd worden!

Dank u en veel geluk!

KLIK HIER OM EEN REVIEW VERLATEN

Meer boeken van bekijken

ARNOLD YATES

Bodybuilding: Hoe gemakkelijk bouwen spieren en massa permanent houden: 10 X uw resultaten en bouwen de Physique dat u wilt.

Atkins dieet: Afvallen en voel me geweldig, bevat Tips en recepten

Hoge bloeddruk: 40 voedsel dat zal natuurlijk Uw bloeddruk verlagen

Ik kom uw bepaalde afbeelding aan een Product van hoge kwaliteit.
Zie voor jezelf
Een speciale bonus voor je aankoop van mijn boek.
Beperkte tijd aanbod!
Klik hier om het stuur me uw foto!

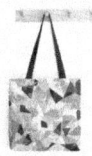 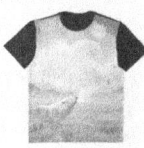 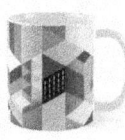 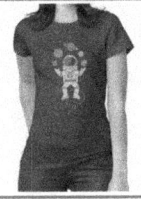

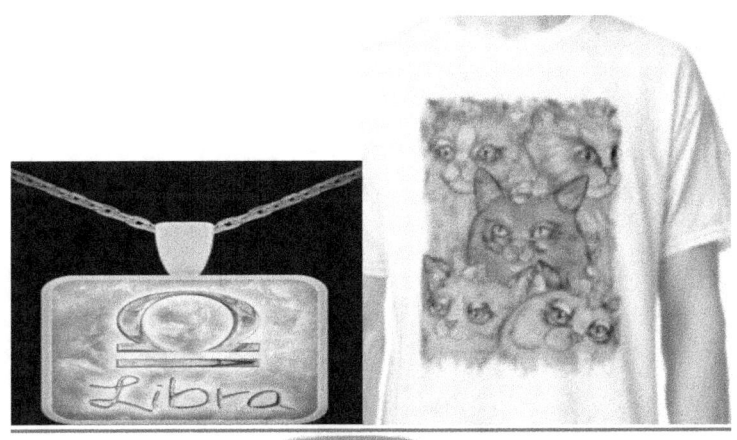

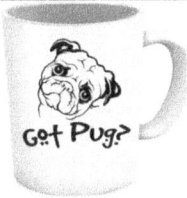

www.ingramcontent.com/pod-product-compliance
Lightning Source LLC
Chambersburg PA
CBHW070152290526
45789CB00002B/738